JN307864

事療法からの提言

になる食べ方
えていく食べ方

済陽《わたよう》高穂

青春新書
INTELLIGENCE

はじめに――日本人の2人に1人がガンにかかる時代の必須知識

私が『今あるガンが消えていく食事』を出版し、済陽《わたよう》式ガン食事療法を一般の人向けに発表したのは、4年ほど前のことです。この本は、おかげさまで、ガン患者さんやその家族に好評を得て、以来、私のところへ食事療法の相談に来られる患者さんも増え続けています。

また、私の本を参考にしながら食事療法を始めている方も増えています。それによって、ガンが消失した症例も続々と報告されています。

しかし、ガンという病気は、ガンを患っている人だけの問題ではありません。ガンは相変わらず日本人の死亡原因のトップを占めており、また、日本人の2人に1人が生涯でガンにかかるといわれるほど、今やポピュラーな病気なのです。

もちろん医学の進歩とともに、ガンの治癒率は上がってきてはいます。しかし、それでもまだまだ死亡率が高い病気です。とくにガンを発症する親族が多い家系の人は、「自分もいつかガンになるのではないか」といった不安を感じている人が多いと思います。そのような人たちから、「どういう生活をすれば、ガンを予防できるのか？」といった声もよく聞きます。

本書を読めばわかるように、ガンは生活習慣病の一つで、ガン体質を作る最大の要因は食事です。ガン家系の人は、遺伝的にガン体質が受け継がれるのではなく、ガンになった人と同じ食習慣を続けることによって、ガンになりやすい体質が生まれるのです。

では、ガンになる食習慣とはどんなものでしょう。現代は健康情報があふれていますが、ガン予防に関しては誤解も多く、今まで健康によいと思って食べていた食品が、実はガンになりやすい体質を作る食べ物だったり、摂《と》り方を間違えるとガンを促進させてしまう食品もあります。何よりまずそれを知ることが、ガン予防に役立つのです。

この間、食事療法に関する新しい症例やデータもたくさん集まってきました。本書は、それらを加味した済陽式ガン食事療法の最新情報版です。

2人に1人がガンになる時代。現在、ガンと闘っている方や再発が不安な方、また、今は健康だけど、ガンが心配な方。これらすべての人に役立つ情報を盛り込んでいます。誰にでも実行しやすく、ガン治療・予防効果がある食事療法の方法も詳しく紹介しているので、ぜひ今日から始められることをおすすめします。

目　次

第2章　誰もが誤解している、ガンになる4つの原因　

5000人超の臨床経験から見えてきた事実……

第3章　その〝食べ方〟がガンを増やしていた⁉

和食、赤身の魚、マーガリン…… 81

第4章　ガンを消し去る食事&食べ方、8つの原則+α　113

第6章 専門医も実践する、ガン予防のための生活習慣 173

本文ＤＴＰ／センターメディア

第1章　手術不能だった進行ガンが食事で治った最新報告

肺ガン、大腸ガン、膵臓ガン……

ガンは食事を変えることで治せる

患者にとって、ガンは命を失うかもしれない怖い病気です。事実、現在は日本人の2人に1人がガンになり、3人に1人がガンで亡くなる時代です。誰もがガンになる可能性があるのです。

一方、医者にとっても、ガンは手ごわい病気で、私も消化器外科医としてガンと40年間闘ってきました。「患者さんの命を救いたい」という思いで、医者としての研鑽《けんさん》を積み、手術の腕も磨きました。

これまで2000例以上のガンの手術を執刀しましたが、残念ながら、すべての患者さんを救うことはできませんでした。手術が成功し、腫瘍《しゅよう》は完璧に切除したはずなのに、ガンの再発によって命を落とす患者さんが少なくないからです。

そんな現実を目のあたりにする過程で、私は従来の治療法だけでは、ガンを治すことはできないのではないかと考えるようになりました。

従来の治療法とは、手術、抗ガン剤、放射線の3つで、ガンの3大療法といわれていま

（図表 1-1） ガンの主な部位別死亡率の推移

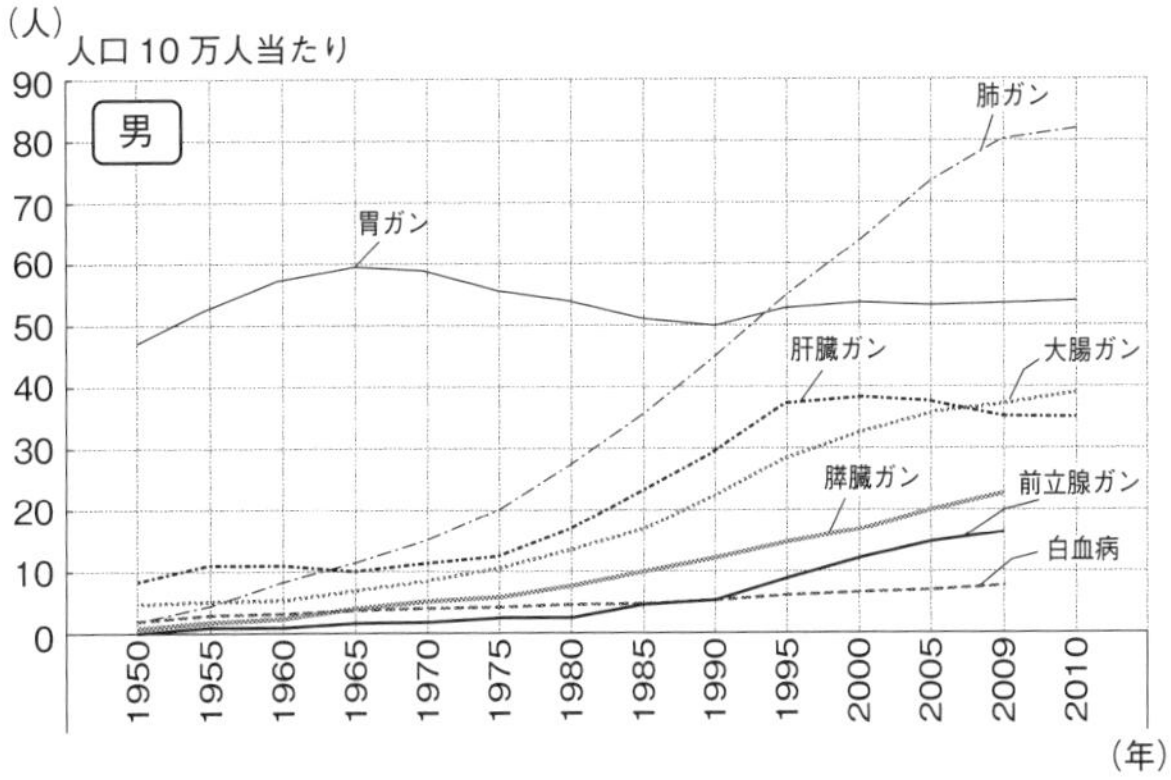

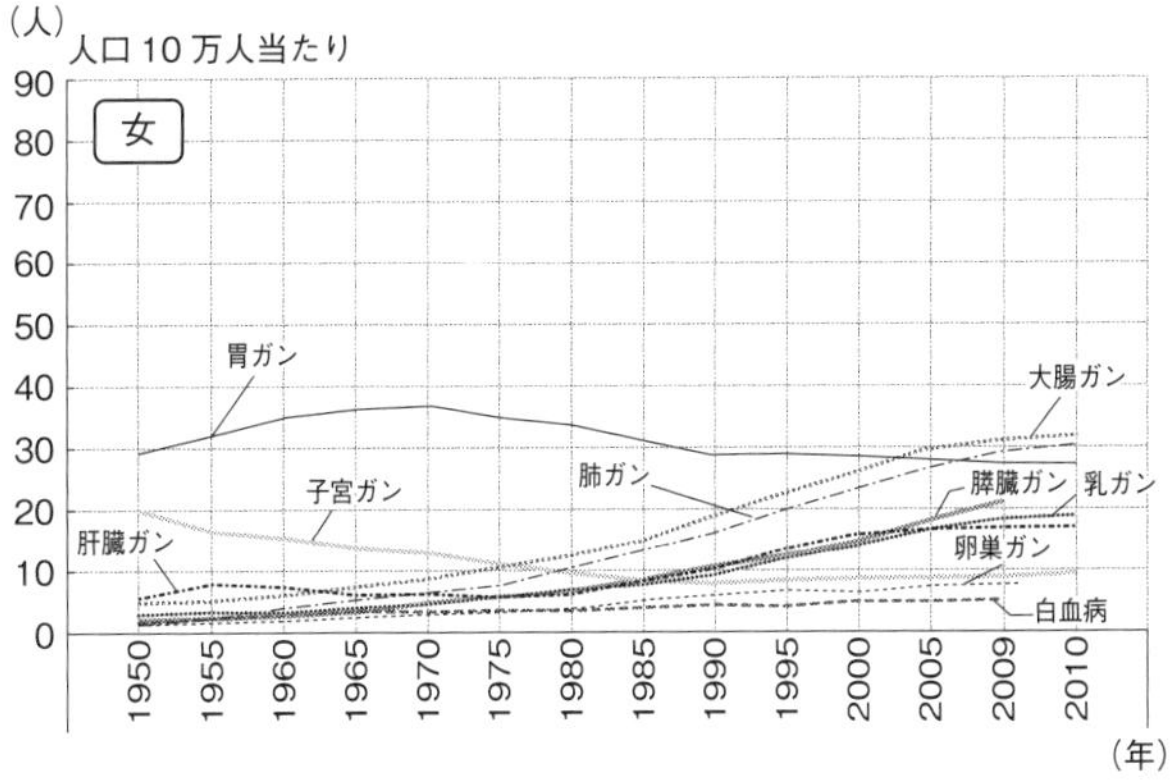

厚生労働省「人口動態統計」（H23 年）より

（図表 1-2）　ガンにかかる生涯リスク
～日本人の 2 人に 1 人がガンになる時代

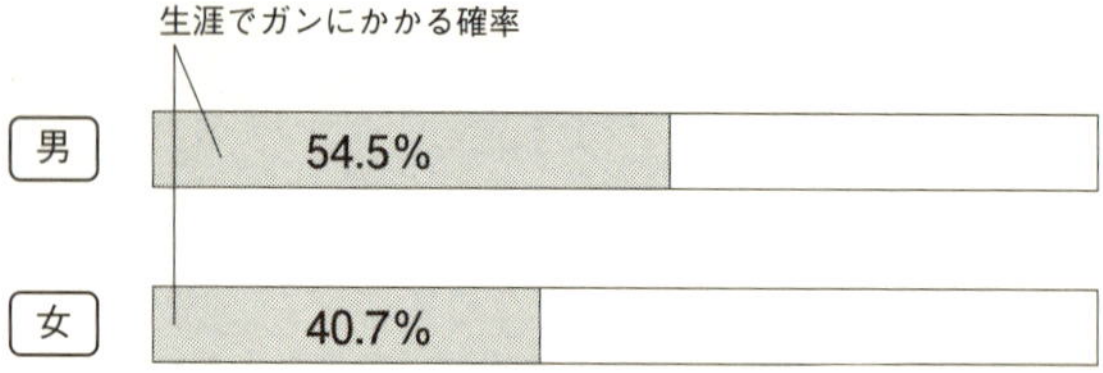

（2003 年データ）
国立がんセンターがん対策情報センター・ホームページより

す。なかでも手術は最も効果のある治療法の一つで、今も私は、奏効性という点で、手術で取れるガンであれば、即手術を受けるべきだと考えています。

胃ガンを例に取ると、きわめて早期のうちに手術すれば5年生存率は98％です。5年生存率とは、ガンが治癒したかどうかの目安とされますから、ほとんどの人が治っていることになります。

しかし、進行ガンでは手術、抗ガン剤、放射線を組み合わせて治療しても、再発を防ぐことが難しくなります。では再発を防ぐにはどうすればよいのでしょうか。

私は、ガンになりやすい人、ガンが再発しやすい人は「ガン体質」を持っていると考えました。体質は両親から受け継いだ遺伝的な要素もありますが、実は食事の習慣が最も大きな影響を与えています。

私は手術した2000例あまりのガン患者さんたちに、その人の食事の内容について、その都度聞き取り調査をしています。ほとんどの人が肉食中心で、野菜の摂取量が少なく、塩分の多い味付けを好んでいました。また、喫煙習慣のある人も数多くいました。肉食中心、野菜不足、塩分過多、喫煙は、いずれもガン体質を作る大きな要素です。

（図表 1-3） ガンの外的発生要因

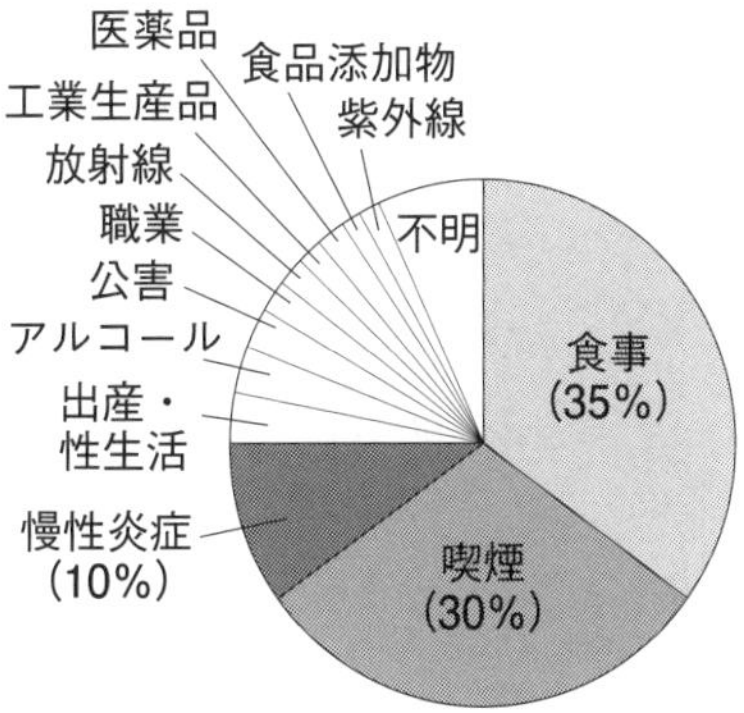

1981,NCI Sir R.Doll

１９８１年、世界的な疫学の大家であったリチャード・ドール博士が、アメリカ国立衛生研究所の依頼を受けて発表した統計によると、ガンの原因の30％は喫煙。35％が食事で、アルコールや薬剤、添加物などを含めると40～50％は口を経由する食品であると指摘しています。すなわち、喫煙や食事などの生活習慣が「ガン体質」70％以上を作り出しているのです。逆に禁煙し、食生活を改善すれば、ガンの70％は改善できることになります。

ガンの食事療法というのは、国内外を問わず、さまざまな研究と実践が行われています。また、私の患者さんからも、食事療法で晩期ガンを治したという人が何人か現れました。私は現代医学で完治させることが難しいけれども、末期とまではいえない段階のガンを「晩期ガン」と呼ぶようにしていますが、それくらい進行したガンが食事療法で消えてしまったのです。

そこから、私の本格的なガンの食事療法の研究が始まり、患者さんにも実践してもらいました。その結果、進行ガンなどの治癒率は飛躍的に高まり、3大療法だけでは治癒が難しい晩期ガンの改善例も現れるようになりました。

手術不能といわれた肺ガンがほとんど消失

具体的な症例をいくつか紹介しましょう。なお、私が食事療法の相談を行っている西台クリニック（東京都板橋区）では、それまで受診していた医療機関の専門的治療は原則的に継続してもらい、3大療法と食事療法の併用で治療するようにしています。西台クリニックを受診するまでの病気の経過については、患者さんの証言を中心にまとめてあります。

最初は切除不能の肺ガンがほぼ治癒した75歳の女性、Kさんの例です。

Kさんは２００９年８月頃から、熱もないのに咳《せき》が続いていました。しかし、風邪だろうと勝手に判断して、市販の風邪薬や咳止めを服用して、なかなか病院に行こうとはしませんでした。

２０１０年、咳が治まらないので自宅近くの内科を受診し、胸部レントゲンを撮影。その結果、肺に影が見られるということで、総合病院で精密検査を受けることになりました。

総合病院でＣＴスキャンや肺の細胞を取って検査したところ、肺ガンであることがわかりました。さらに、このときの検査入院で細菌感染したのか、肺炎を併発したため、まずは肺炎の治療を行ったあと、肺ガンの治療を開始する予定でした。約３カ月の入院で肺炎は完治しましたが、その間に腫瘍が大きくなり、太い動脈にまで達していたので、手術不可能といわれました。抗ガン剤で治療したものの、腫瘍はほとんど縮小しませんでした。

Kさんが地方から上京して西台クリニックに来院したのは、２０１０年９月のことでした。さっそくＰＥＴ検査を行いました。ＰＥＴ検査は１回の検査で全身のガンをすべてにわたり調べることができるので、転移があるかどうかはすぐわかります。西台クリニックでは、ガンの食事療法の相談に来られた患者さんには、原則としてＰＥＴ検査を行うようにしています。

さて、検査の結果、Kさんの腫瘍は12センチにまで大きくなっていることがわかりました。私は総合病院で抗ガン剤治療を受けながら、食事療法を行うように指導しました。長い闘病生活で体力が低下し、食欲も落ちていたので、最初は野菜ジュースを作って飲むのがやっとだったそうです。

私の食事療法では1日に1・5~2リットルの野菜ジュースを飲みます。Kさんはジュースを飲み始めた頃、下痢が続いて不安を感じたそうですが、それは1カ月ほどで治まりました。体力がついてからは、ほぼ完璧に食事療法を実践したということです。

2011年7月、Kさんが再び上京して西台クリニックに来院したので、PET検査を行いました。その結果、12センチあった腫瘍は4分の1程度に縮小していました。その後、放射線治療を追加して、総合病院の検査でも腫瘍はさらに縮小し、2012年2月現在、ガンはほぼ治癒したと報告を受けています。

直腸ガンから転移した両肺ガンが消えた

次は直腸ガンから肺に転移し再発を繰り返していたガンが消えた症例です。

50歳の男性、Sさんは2006年6月、血便が出たため近所の病院で内視鏡検査を受けたところ、直腸ガンが見つかりました。その後、大学病院で腫瘍の摘出手術を受け、術後は経口の抗ガン剤を6ヵ月服用しました。病院からは食事に関する注意は受けていませんでした。そのため、Sさんは再発を防ぐには体力をつけたほうがよいと考え、肉や魚を積極的に食べるようにしていました。

その後、3年間は再発は認められませんでしたが、2009年9月、両肺に転移ガンが見つかり、左肺の3カ所の腫瘍と右肺上葉を手術で切除しました。右肺は上葉、中葉、下葉の3つの部分に分かれていますが、この上葉の大部分を切り取ったのです。手術は2回に分けて行われました。

2010年5月、Sさんは私の本を読んだことがきっかけで、自分のガンが食事と関係があることに気づきました。サラリーマンのSさんは2000年から5年間、台湾に単身赴任していましたが、その間の食事はいわゆる中華料理。炒め物や揚げ物などの肉料理が中心で、お酒も相当飲んでいたそうです。自分のガンは肉食中心の食生活が原因だから、それを改めなければ再び再発する危険性が高いということで、Sさんは食事療法を決意し、西台クリニックに相談に来ました。

さっそく私の指導のもと、ガンの食事療法を始めました。また、抗ガン剤治療も続けていました。ところが、3カ月後の2010年8月、肺の再々転移が見つかりました。抗ガン剤の効果が認められなかったので、この治療は中止することになりました。Sさんは「抗ガン剤も効かないし、食事療法も効果がないのか?」と心が折れそうになっていましたが、食事療法の効果はすぐに表れるものではありません。そういって、Sさんを励ましました。

先のKさんのところでも触れましたが、私の食事療法では、野菜・果物ジュースを1日1・5~2リットル飲まなければなりません。食事療法については第4章で詳しく述べますが、大量の野菜ジュースは食事療法の中でも非常に重要なものです。会社員のSさんは仕事をしている日中も飲めるように、奥さんが作った特製ジュースを会社に持参していたそうです。

2010年10月、Sさんは別の抗ガン剤を試すため、大学病院で検査を受けました。そのときの検査で、腫瘍が縮小していることがわかりました。肺の再々発転移ガンが見つかってからは抗ガン剤を中止していたので、食事療法が効いてきたことになります。Sさんは食事療法の効果を信じて、抗ガン剤治療は受けないことにし、食事療法に専念しました。

その結果、2010年12月の検査では、すべての腫瘍が完全に消失しました。

骨まで転移した晩期前立腺ガンが完治

３例目は、晩期の前立腺ガンが改善した例です。

68歳の男性、Ｈさんは２００９年の初夏、背中に違和感があることに気づきました。日中は感じないのですが、夜、床につくと背中に軽い痛みのような違和感があり、それが気になって夜中の2時、３時まで眠れなかったそうです。心配になって、かかりつけの内科を受診し、血液検査を行ったところ、ＰＳＡの値が異常に高いことがわかりました。

ＰＳＡとは前立腺ガンの腫瘍マーカーの一つです。血液中に存在する物質の中には、ガンの進行にともなって増えてくるものがあります。それらの物質は、ガンの種類によって異なりますが、前立腺ガンではＰＳＡが特異的に増加します。ＰＳＡの基準値は65～69歳で３・５以下ですが、Ｈさんは３４７９という高い値でした。

Ｈさんは大学病院を紹介され、組織を取って調べたところ、前立腺ガンが確認されました。さらに、骨に何カ所も転移していることがわかりました。前立腺ガンが最も転移しやすいのが骨で、骨転移がある場合の5年生存率は約30％、いわゆる晩期ガンです。治療はホルモン療法が行われました。

前立腺ガンや女性の乳ガンなどは、男性ホルモンや女性ホルモンの影響で増大します。こうしたホルモンの影響を打ち消すのがホルモン療法です。ホルモン療法には嘔吐《おうと》や脱毛といった抗ガン剤のような強い副作用はありません。

Hさんがホルモン療法を開始すると、1カ月後のPSAの値は610まで下がりました。その後も、しばらくは下降線をたどったものの、100前後で横ばいになりました。2009年12月には、大学病院の主治医から、余命が長くないことをほのめかすような話があったそうです。

Hさんは、前立腺ガンがわかった直後に私の本を読んでおり、食事療法を自分流にアレンジして続けていたのですが、余命が長くなさそうだと知ってから、私の指導を受けるため、西台クリニックに来られました。それからは食事療法を徹底し、毎日2リットルの野菜ジュースはもちろん、具だくさんの野菜スープやヨーグルトを欠かさず摂るようにしました。

本格的な食事療法に取り組んだ1カ月後の2010年1月には、PSAが49まで降下し、その後も穏やかに下がり続けました。2012年2月現在のPSAは2・6で、基準値まで下がっています。

また、骨転移ガンの改善も見られています。ガンは消失してはいませんが、いわゆるガンとの共存状態にあり、今後も食事療法を続ければ天寿をまっとうできると思います。

スティーブ・ジョブズも勝てなかった膵臓ガンが劇的に改善

膵臓《すいぞう》ガンが改善した例もあります。膵臓ガンといえば、米アップル社のCEO（最高経営責任者）だったスティーブ・ジョブズ氏の命を奪った難治性のガンです。ジョブズ氏の個人資産は5000億円とも6000億円ともいわれていますが、それだけの資産を持っている人でも膵臓ガンには勝てず、56歳という若さで亡くなりました。

膵臓ガンが治りにくいのは、早期発見が難しいからです。膵臓は体の深部にある臓器で、胃や腸、肝臓などに囲まれています。そのため、早期では画像診断などで見つけにくいのです。また、自覚症状があまりないことも、早期発見を難しくしています。自覚症状が表れたときには、かなり進行しているケースが圧倒的に多いのです。

また、膵臓は厚みが2センチ程度と薄く、さらに胃や十二指腸などの臓器と密着しているため、早い段階でほかの臓器に転移しやすく、非常に治療が難しいガンです。手術後の5年生存率は平均20％前後、切除不能であれば約50％が1年以内、80％が2年以内に亡くなります。

75歳の女性、Ｓさんは２０１０年11月、上腹部に痛みを感じて、近所の病院で検査してもらったところ、肝腫瘍と診断されました。さらに同年12月の精密検査で、ガンの原発巣《げんぱつそう》は膵臓尾部で、肝臓に何十カ所も転移していることがわかりました。主治医の治療方針は、手術が困難なので、抗ガン剤を用いるというものでした。

ガンの治療方針に対して、他の医師の意見を求めることをセカンドオピニオンといいます。Ｓさんはセカンドオピニオンを求めるために、西台クリニックに来られました。精密な画像診断を行うため、ＳさんにはＰＥＴ／ＣＴ検査を受けてもらいました。ＰＥＴ／ＣＴとはＰＥＴとＣＴスキャンを同時に行うもので、より精度の高い診断を行うことができます。検査の結果、膵臓尾部に3センチ大の腫瘍があり、肝臓全体に約50カ所の転移巣が認められました。

さっそく食事療法の指導を行い、近所の病院での抗ガン剤治療も併用することになりました。75歳と比較的高齢のため、ジェムザールという抗ガン剤を2カ月にわたって、４回投与するのが限界です。その後は、TS－1という経口抗ガン剤で治療することになりました。その結果、腫瘍マーカーの値が激減し、エコー（超音波）検査では、肝臓の腫瘍が壊死《えし》しているのが確認されました。そこで詳しい検査を行うため、2011年12月に再び西台クリニックを受診し、PET／CT検査を行いました。

前回から約1年後のPET／CT検査になりますが、膵臓尾部の腫瘍は消失していました。また、多発肝転移した腫瘍のほとんどは壊死しており、画像で確認できたのはわずか3カ所、いずれも2センチ以下でした。完治症例ではありませんが、高齢者の手術できない膵臓ガン・多発肝転移が食事療法で改善した画期的な症例です。

あやしげな民間療法とは違う、医学的に検証された症例

晩期ガンなど3大療法だけでは治療が難しい症例ばかり紹介しましたが、これを読んで、食事療法を、ある種の健康食品と同じようなものだと思われる方がいるかもしれません。

よく雑誌などで、晩期ガンと診断され、医者から「もう治療法はない」といわれた人が特定の健康食品を摂り続けたところ、ガンが消えてしまったという体験談を目にすること

があります。食事療法もそれと同じようなものではないか？　と考えているのだとしたら、それは大きな誤りです。

そもそも健康食品は医薬品ではないので、記事自体が薬事法に抵触している可能性があります。また、本人の体験談のみの記事は、医学的に検証することができません。仮に、その体験が事実だったとしても、誰にでも同じような効果が期待できるわけではありません。また、統計的なデータは示されていないので、もしかしたら１００人のうち１人しかよくならなかったのかもしれません。その１人にしても、はたして健康食品の作用でよくなったのかどうかを証明することは難しいのです。

私がガン患者さんに指導している食事療法は、そのようなものとはまったく異なります。この食事療法の基盤の一つになっているゲルソン療法は、ドイツ生まれの医師、マックス・ゲルソンが１９３０年代に確立しています。80年以上の歴史がある治療法で、現在も欧米では多くの医師が指導を行っています。済陽式ガン食事療法は、こうした先人たちの知恵を結集させ、私が現代人向けにアレンジしたものです。

また、私が食事療法を指導した患者さんの治療実績をまとめていますが、これまでの統計で、その有効率は64・３％、ガンの種類によっては80％近いものもあります。私が食事療法の指導を始める前、手術を中心とした３大療法で治療した患者さんの５年生存率を調べたデータがありますが、その有効率は52％でした。それと比べると、食事療法を併用した人の治癒率は10％以上もアップしていることがわかります。

もちろん、この数字に私は満足しているわけではありません。あとで詳しく述べますが、すべての患者さんが食事療法を適切に取り入れれば、ガン全体の有効率はもっと高まるはずです。

この本をお読みになっている人の中には、ご自身がガンだったり、ご家族がガンの人がいるでしょう。そうした人は、ガンの種類、ガンのステージ（病期）、現在受けている治療法を問わず、今からすぐにでも食事療法を始めることをおすすめします。

消化器外科だった私が、食事療法を取り入れた理由

もともと外科が専門だった私が、ガンの治療にどうして食事療法を取り入れることになったのか。そのことを理解していただくために、私がこれまで、どのように医学の道を歩んできたかをお話ししたいと思います。

幼少の頃から、私は「大人になったら医者になりたい」と思っていました。私の祖先は、明朝《みんちょう》末期に中国から渡来し、九州の都城《みやこのじょう》で島津家に仕えた薬師《くすし》でした。そうした血筋に生まれたこともあり、「医者になって難しい病気を治したい」という志を早くから抱いていました。

私が医学部の学生だった１９６０年代、ガンの中で最も死亡率が高かったのは胃ガンでした。今でこそ胃ガンは治りやすいガンといわれるようになりましたが、当時は私の周辺でも、胃ガンで亡くなる人が少なくありませんでした。胃ガンを治す医者になりたいと思った私は、消化器外科の専門医になることにしました。

まずは最先端の技術を身につけようと、１９７３年にアメリカのテキサス大学外科教室に留学し、消化器ホルモン研究の大家であるジェームズ・トンプソン教授に師事することになりました。

一般に留学生はアメリカでの医師資格がないので、手術を執刀することはほとんどありません。しかし、私はアメリカの医師国家試験に合格したので、手術の技術についても学ぶことができました。

帰国後、東京女子医科大学助教授を務めたあと、１９９４年から都立荏原《えばら》病院外科部長に就任しました。荏原病院に赴任して8年目の２００２年、それまで自分や後輩医師を指導して手術した消化器ガンの5年生存率を調査してみることにしました。

対象となった症例は１４０６例で、その内訳は、胃ガン４８７例、大腸ガン６２３例、胆道ガン73例、肝臓ガン１４３例、膵臓ガン80例。いずれも根治《こんじ》手術といって、肉眼で腫瘍の取り残しがなく、きれいに切除できた患者さんです。進行ガンで手術できなかったり、手術はしたけれども腫瘍を取り残した患者さんは含まれていません。そのため、私は「5年生存率は7割くらいにはなるだろう」と、漠然と期待していました。

ところが、調査結果は期待を大きく下回り、5年生存率は52％という結果でした。つまり、手術して病巣《びょうそう》をすべて切除できたのに、ほぼ半数にあたる48％の人は、ガンが再発して助からなかったことになります。

学会でこの結果を発表したところ、胆道ガンや膵臓ガンといった難治性のガンが含まれていることから、この治療成績でもやむをえないだろう、といった反応でした。しかし、アメリカに行って、最先端の技術を学びながらも、半分の人しか救えなかったのです。

その頃の私は、すでに食事療法の研究を始めていましたが、この結果でますます手術という治療法に限界を感じるようになりました。この調査の対象となった患者さんの大半は、手術の前後に、抗ガン剤や放射線の治療を受けています。したがって、治癒率52％というのは、ガンの3大療法の限界でもあったのです。

現代医学ではありえないことが起こった！

白血病など血液のガンに対しては抗ガン剤がよく効きますが、3大療法の中で、基本的にガンを完治できるのは手術です。早期ガンであればほとんど手術可能ですが、進行ガンや晩期ガンの場合、病巣が大きく広がっていたり、あちこちに転移したりして、手術ができない場合があります。当時の私は、そうした患者さんを救える方法はないものかと、手術以外の方法も含めて、さまざまな治療法を模索していました。

その一つに食事療法がありました。きっかけになったのが、この調査を行う以前に経験した、ある患者さんの事例です。患者さんは56歳の男性で、慢性肝炎から肝臓ガンを発症しました。ガンは肝臓に4カ所転移していて、肝臓の余力を考えると、根治手術は不可能です。2カ所のみを切除して、手術は終了しました。

その後、「肝動注ポート療法」といって、動脈から肝臓まで細い管を通し、肝臓に抗ガン剤を持続的に送り込む治療を行いました。普通の抗ガン剤治療と比べて全身への影響が少ないので、抗ガン剤の投与量が少なくてすみ、副作用も軽減できます。

しかし、この患者さんは、ガンを大きく取り残していたこともあり、抗ガン剤の効果は表れませんでした。現代医学の常識では、余命数カ月といったところでしょう。ご家族の強い希望もあり、残された時間は自宅で過ごされることになりました。

患者さんは、その後も経過を診《み》るため外来に定期的に通院しました。ところが、患者さんは体力が衰えるどころか、どんどん元気になっていくのです。3カ月後には腫瘍マーカーの値が低下を始め、1年半後には基準値に戻りました。さらに病巣のCT画像では、切除できなかった2カ所のガンも消えていました。

私は驚いて、患者さんが自宅で何をしていたのか尋ねました。すると、自宅に戻ってからは、毎日、奥様が作った食事療法のメニューを摂っていたというのです。朝は野菜ジュースを作って飲み、昼も夜も5種類以上の野菜や果物を摂り、1日1回はキノコ、根コンブ、ハチミツ、納豆を食べ、主食は玄米にしていたそうです。大好きなお酒もやめ、これらの食事を毎日続けているうちに、ガンが消えてしまったのです。

現代医学ではありえないことでしたが、同じような事例が、その後、2例ほど立て続けに起こったのです。肺ガンと前立腺ガンで手術はしていませんが、2例とも共通していたのは、徹底的な食事療法を行っていたことでした。細部に違いはありますが、2人とも主食は玄米か雑穀ご飯、野菜を中心にして、動物性食品や脂肪を減らし、根コンブやハチミツ、キノコ類を多く摂り、減塩していたのです。

これらの患者さんの事例がなかったら、私の食事療法の研究はもっと遅れていたかもしれません。

夫の晩期膵臓ガンを治したメイ牛山さん

有名人でも、このような経験をされている方がおられます。私と交流があった美容家のメイ牛山さんもその1人です。メイさん自身は96歳で亡くなられましたが、40代の頃から栗山式食事療法を実践していました。栗山式食事療法とは自然食研究家の栗山毅一氏が考案した自然食療法です。その内容は生水、生野菜、果物を大量に摂るのがポイントです。

私が済陽式食事療法を完成させるにあたって参考にした食事療法はさまざまありますが、栗山式食事療法もその一つです。この栗山式食事療法で、メイさんはご主人の膵臓ガンを治した経験を持っています。

メイさんは病院で担当医から、「ご主人の命はあと3カ月。もう治療法は何もありません」と宣告され、怒ってご主人を自宅に連れて帰りました。そして栗山食事研究所に行って自宅療養のアドバイスをしてもらい、ご主人に実践するようになりました。

それまでご主人は、自宅ではメイさんの自然食に付き合っていたものの、外では内緒でウナギやステーキを食べていたそうです。そうした外食は一切やめ、メイさんが作る自然食だけを食べるようになりました。

食事は生水、青汁、柑橘類《かんきつるい》のジュースが基本で、動物性たんぱく質は一切禁止。おもゆやパンがゆなどの炭水化物を少しずつ食べさせ、生のサツマイモにリンゴをすりおろしてレモン汁をたらしたものや植物性たんぱく質、小エビなどの甲殻類《こうかくるい》を生で食べさせるようにしました。

こうした食事を半年ほど続けると、食欲が出て元気になり、膵臓ガンは完治しました。その後もご主人は自然食を続け、ガン告知から14年後、91歳で天寿をまっとうされました。

自然食を始めるまで、メイさんのお宅の食事は完全な欧米型で、朝はベーコンエッグにバターたっぷりのパン、昼は厚いハンバーグ、夜はメイさんが得意だったフランス料理といったメニューでした。しかし当時のメイさんの体調は最悪で、仕事場がある1階の美容サロンから2階の自宅に上がるのすら、おっくうだったといいます。それが食事療法を始めてからは体が軽くなり、20代の頃のように元気になられたとのことです。

私は一度、メイさんに直接、健康の秘訣をうかがったことがあります。印象的だったのは、レモンを1日に6個以上摂るといわれていたことです。1カ月で180個のレモンを摂っていることになりますが、レモンの摂取は済陽式食事療法にも取り入れています。

アメリカ外科学会会長も私の提案を実践し、ガンが完治

私が済陽式食事療法の完成に向けて試行錯誤していた2002年の秋、私のアメリカ留学時代の恩師、ジェームズ・トンプソン教授から電子メールが届きました。トンプソン教授は2000年度から米国外科学会会長を務めていましたが、メールを読んでびっくりしました。その内容は、教授自身が「前立腺ガンで、リンパ節にも広範に転移しているため手術不能」というものでした。手術ができないので、ホルモン療法でガンの進行を抑えながら延命を図るしか治療法はありません。

その段階では、済陽式食事療法はまだ確立していません。そこで私は、玄米・菜食で知られる甲田光雄先生に相談して食事療法のメニューを書いていただき、それを英語に翻訳してトンプソン教授に送りました。その内容は、朝食抜きで、水かお茶、柿の葉茶を1・5リットル飲み、青汁や大根おろし、玄米、豆腐などを食べなさいというものでした。ところが、教授からは「It's tough（とてもできない）」という返事が来ました。

アメリカ人が毎日、大根おろしや玄米、豆腐を食べるのは確かに大変です。「困ったな」と思って自分なりにアレンジし、玄米の代わりに全粒粉《ぜんりゅうふん》のシリアル、たっぷりの野菜ジュースとヨーグルトを摂るように提案しました。

その結果、163あった前立腺ガンの腫瘍マーカーであるPSA（70歳以上の基準値は4以下）は、半年後に3にまで低下したのです。3カ月に1回注射するホルモン療法も続けていましたが、CT画像では、すべてのリンパ節転移ガンが消えていました。感謝のメールも届きました。

恩師の前立腺ガンが治ったことは、もちろんうれしかったのですが、アメリカ外科学会の会長が、いくら自分の教え子とはいえ、自分より若い東洋の医者のアドバイスをよく聞いてくれたものだと思いました。

その2年後の2004年、トンプソン教授は仙台で行われた国際膵臓学会で講演するために来日しました。その当時のPSAは0・3まで改善していました。

トンプソン教授が食事療法を受け入れた理由の一つとして、アメリカの医科大学では前立腺ガンには食事が効くといわれ、10年以上も前から治療の一環として栄養指導が行われていることが挙げられます。

カリフォルニア大学サンフランシスコ医学部の臨床医、ディーン・オーニッシュ教授は、患者を90人ずつ2つのグループに分け、一方は野菜中心で運動をすすめるなど生活習慣の改善を指導し、もう一方は何もしないという比較試験を行っています。その結果、食事などを変えたグループは、PSAが6・3から5・9に低下しました。しかし、何もしないグループは6・3から6・9に上昇したと報告しています。

また、アメリカでは乳ガンも食事指導が行われています。いずれにしても、恩師の前立腺ガンが食事療法で治ったことは、私にとって非常に大きな自信になりました。

済陽式ガン食事療法の原則

ガンと食事に関する研究を始めて18年近くになりますが、恩師のトンプソン教授を指導した頃は、まだ済陽式食事療法としては完成されていませんでした。しかし、それ以前から私は患者さんに食事の指導を行っており、一定の成果は上げていました。いずれも3大療法で治療できない晩期ガンの患者さんです。

こうした患者さんを指導した経験と実績に基づいて完成したのが済陽式食事療法です。その基本は8つの原則にまとめられます。詳しいやり方は第4章で述べますが、済陽式食事療法がどんなものかを知っていただくため、8つの原則について、簡単に紹介しておくことにします。

①限りなく無塩に近づける

②動物性たんぱく質・脂肪を避ける

③新鮮な野菜・果物をたっぷり摂る

④胚芽を含む穀物、豆、イモ類を摂る
⑤海藻、キノコ類、ヨーグルトを摂る
⑥ハチミツ、レモン、ビール酵母を摂る
⑦油はオリーブ油、ゴマ油、ナタネ油にする
⑧飲み水は自然水にする

以上が8つの原則です。①の原則は減塩よりも厳しいもので、調理に塩は一切使えません。また、②の原則も厳しく、半年間は牛肉や豚肉は禁止です。③の原則を実践するためには、毎日1・5〜2リットルの生ジュースを飲む必要があります。

8つの原則がどんな内容なのか、もっと詳しく知りたい人は、先に第4章を読んでもかまいませんが、真剣に取り組まなければ実行できるものではありません。「自分にできるだろうか?」と不安になる方もいるかもしれません。

しかし、この食事療法をやってみたいと思う人は、現在ガンを治療中の方、ガン再発の心配がある方、あるいは晩期ガンでほかに治療法がないという方でしょう。こういう人の体は「ガン体質」に大きく傾いており、ガンがきわめて進行しやすい、再びガンになりや

すい状態になっています。この体質を逆方向に転換させるのは、これくらい厳しい食事制限が必要なのです。

効果が表れるのに数カ月はかかりますから、食事療法は半年から1年続けなければなりません。ガンが治ってからは制限が若干ゆるやかになりますが、再発を防ぐためには、８つの原則に従った食事を摂る必要があります。

なお、健康な人で、ガンを予防したい人にも8つの原則は有効です。この場合、ガンの人よりも制限はゆるやかになります。そのやり方については、第6章で詳しく述べることにします。

食事療法の有効率は64・3％。やり方しだいでもっと高まる

私が食事療法の指導を行った患者さんの治療実績をまとめたデータがあります。対象となったのは胃ガン、大腸ガン、肝臓ガン、膵臓ガン、胆道ガン、食道ガン、前立腺ガン、乳ガン、悪性リンパ腫などで計３３３例。ほとんどがほかに治療法がない晩期ガンで、平均観察期間は3年11カ月です。食事療法を始めたものの、すぐやめてしまった例もあり、

（図表 1-4）　済陽式食事療法の最新治療実績

症例数	完全治癒	状態が改善	変化なし	進行	死亡
胃（45 例）	4	23	0	2	16
大腸（94 例）	8	54	1	5	26
肝（15 例）	3	4	0	1	7
膵（24 例）	4	6	0	1	13
胆道（13 例）	1	5	0	1	6
食道（10 例）	3	3	0	0	4
前立腺（29 例）	9	13	3	2	2
乳ガン（44 例）	8	25	1	1	9
リンパ腫（15 例）	3	10	0	0	2
その他（44 例）	5	23	2	3	11
合計　333 例	48	166	7	16	96

西台クリニック、2012 年、平均調査時間 3 年 11 カ月

有効率＝（完全治癒 48＋ 改善 166）÷総計 333 ≒ 64.3%

それを含めると統計的な意味がなくなります。そこで、最低100日は私の指導を守ってもらうという制約をして統計を取りました。

私は消化器外科が専門なので、乳ガン、肺ガン、前立腺ガン、卵巣ガン、悪性リンパ腫などの患者さんは、他院のそれぞれの専門科で診療を受けてもらい、食事指導だけを私が行っています。また、消化器ガンの場合、私が主治医になることもありますが、地方の患者さんなどでは、地方の主治医と連携しながら食事指導を行いました。

333例のうち、48例は「完全治癒」しました。この中には、医者から本人や家族に「余命数カ月」と告知された患者さんもいます。

ガンが縮小したり、腫瘍マーカーの値がよ

くなった「改善」は１６６例で、両方を合わせると２１４例、有効率は64・３％になります。

一方、「変化なし」が7例、「進行」が16例、残念ながら亡くなった「死亡」が96例あります。

臓器別に見ると、胃ガンや大腸ガンは60〜65％の改善が見られました。膵臓ガンや胆道ガンは40％強程度の有効率ですが、これらのガンは難治性で、もともと治癒率が低いガンです。前立腺ガン、乳ガンは75％、悪性リンパ腫は80％近い有効率で、かなりよい成績だといえます。

なお、死亡した人は、腸閉塞《ちょうへいそく》で食事が摂れなくなった人、病状が安定していないのに食事療法をやめてしまった人、抗ガン剤の影響で免疫力が回復しなかった人などです。適切に対処すれば食事療法を続けられたケースもありますし、抗ガン剤を始めた頃から食事療法を併用していれば、よい結果が得られたかもしれません。

そうした反省を今後に生かせば、食事療法の有効率はもっと高まるのではないかと期待しています。

第2章

誰もが誤解している、ガンになる4つの原因

5000人超の臨床経験から見えてきた事実……

ガンは予防するのが最善策

食事療法は早く始めれば始めるほど、ガンの治癒率が高くなります。手術の前後から始めれば再発を強く抑え込むことができますし、抗ガン剤を投与する前から始めれば、抗ガン剤の副作用を軽くすることができます。

とはいえ、晩期ガンに近づけば近づくほど、治癒率は低くなります。もちろん完全治癒例があるので絶対にあきらめてはいけませんが、晩期ガンは本当に手ごわいといわざるをえません。

現状では3大療法で改善せず、ほかに望みを持てる治療法がなくなってから、最後の手段として食事療法に目を向ける患者さんが大半です。しかし、食事療法はあらゆる治療法と併用できますし、それ自体に副作用はないので、ガンとわかったら、すべての人が食事療法を始めるべきだと考えます。

もちろん、食事療法を始めたからといって、3大療法を軽んじたり、おそろかにしてはいけません。また、乳ガンや子宮ガン、前立腺ガンなど、ホルモン依存性のガンで行われるホルモン療法も積極的に受けるべきです。

現代医療を受けながら外側からガンを攻撃し、食事療法で体質改善しながら内側からガンを潰していく。これはガンを治し、再発を防ぐための基本です。食事療法に期待をかけるあまり、適切な現代医療を拒否するということがないよう気をつけてください。

また、今はまだガンになっていなくても、食事の習慣などが原因でガン体質に傾いている人は、ガンになるリスクが高くなっています。第1章でも述べましたが、今の日本では2人に1人がガンになり、3人に1人がガンで亡くなっています。しかも、ガンで死亡する人の数は年々増え続けているのです。「自分だけはガンにならない」という根拠はどこにもありません。今や誰でもガンになる可能性はあるのです。

生活習慣病という言葉はみなさんご存じだと思います。脳卒中や心臓病、糖尿病などは、昔はある年齢になると増えることから成人病と呼ばれていました。しかし、それらの病気の多くは、毎日の生活習慣の積み重ねによって起こることがわかり、生活習慣病と呼ばれるようになったのです。

生活習慣には、食事、運動、喫煙や飲酒、ストレスなどが含まれますが、なかでも病気の発症に大きく関わっているのは食事です。ガンの中でも、胃ガンや大腸ガンなどは食生活と深い関わりがあることがわかっていますし、厚生労働省の生活習慣病の分類の中にも、これらのガンは含まれています。また、私の研究では、それ以外のガンも食事と関係があることがわかっています。

そこで、この章では食事とガンの関係をテーマにしますが、その前に、ガンがどのようにして発生するのかについて述べておくことにしましょう。

その間10〜20年！ ガン発生・成長のメカニズム

私たちの体を形作っている細胞は、絶えず新しい細胞と入れ替わっています。入れ替わった細胞は、以前の細胞と同じ形をしています。細胞の中にある遺伝子（DNA）に書き込まれた情報が複製されるので、同じ細胞が作られるのです。

ところが、なんらかの原因で遺伝子が傷つけられると、以前の細胞と異なる細胞が作られます。ガンの芽のような状態です。これが、ガンの前段階となる細胞（ドーマント細胞）です。ドーマントとは休眠状態という意味で、この段階をイニシエーション期（形成開始期）といいます。

(図表 2-1) ガンが発生・成長するメカニズム

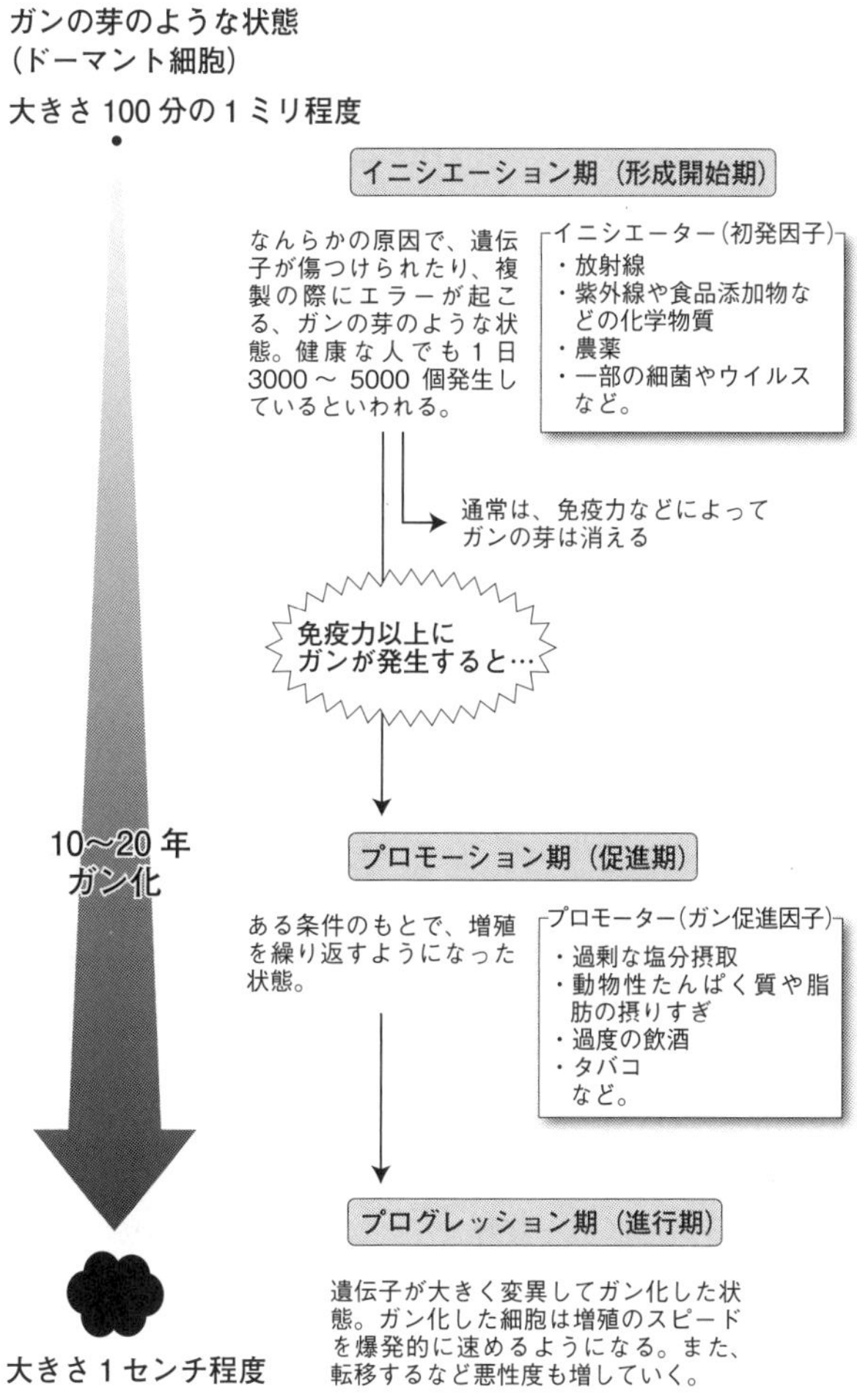
ガンの芽のような状態
(ドーマント細胞)
大きさ 100 分の 1 ミリ程度
イニシエーション期(形成開始期)
なんらかの原因で、遺伝子が傷つけられたり、複製の際にエラーが起こる、ガンの芽のような状態。健康な人でも 1 日 3000 ~ 5000 個発生しているといわれる。
イニシエーター(初発因子)
・放射線
・紫外線や食品添加物などの化学物質
・農薬
・一部の細菌やウイルスなど。
通常は、免疫力などによってガンの芽は消える
免疫力以上にガンが発生すると…
10~20 年
ガン化
プロモーション期(促進期)
ある条件のもとで、増殖を繰り返すようになった状態。
プロモーター(ガン促進因子)
・過剰な塩分摂取
・動物性たんぱく質や脂肪の摂りすぎ
・過度の飲酒
・タバコ
など。
プログレッション期(進行期)
遺伝子が大きく変異してガン化した状態。ガン化した細胞は増殖のスピードを爆発的に速めるようになる。また、転移するなど悪性度も増していく。
大きさ 1 センチ程度

イニシエーションを引き起こす物質のことをイニシエーター（初発因子）といいます。イニシエーターには、放射線や紫外線、食品添加物や農薬などの化学物質、いわゆる「発ガン物質」があります。細菌やウイルスもイニシエーターの一つで、子宮頸《けい》ガンや肝臓ガンなどは、ウイルス感染が最も大きな原因です。ドーマント細胞は一定期間は休眠していますが、ある条件のもとで増殖を繰り返すようになります。この段階がプロモーション期（促進期）です。

ドーマント細胞に増殖を促すのがプロモーター（促進因子）です。例えば過剰な食塩は胃ガン、動物性たんぱく質・脂肪の摂りすぎは大腸ガン、過度の飲酒は食道ガンなどアルコール関連ガンのプロモーターとして知られています。また、タバコの煙は肺ガンをはじめ、さまざまなガンのプロモーターです。

プロモーション期に増殖を繰り返した細胞は、遺伝子が大きく変異してガン化します。ガン化した細胞は増殖のスピードを爆発的に速めるようになります。また、転移するなど悪性度も増していきます。これがプログレッション期で、ガンがここまで成長するのに10〜20年かかるといわれています。ここまでくると、治療するのが困難になってきます。

免疫の監視をかいくぐってガンが大きくなるのは……

ガンの最初のきっかけとなるガンの芽、ドーマント細胞は、健康な人でも1日に3000～5000個は生まれているといわれています。そのうちの約8割は自然に消えていきます。人間の細胞は古い細胞が死に、新しい細胞が生まれることによって入れ替わりますが、細胞にはあらかじめ自ら死んでいくプログラムが組まれています。これをアポトーシスといいます。ドーマント細胞もアポトーシスによって死んでいきます。

残りの2割は免疫の働きによって消えていきます。免疫とは体内の異物を監視し、見つけ出して、排除するシステムのことです。免疫は体の外から侵入したウイルスや病原菌と戦うだけではありません。ドーマント細胞もまた、その人の体にとっては異物ですから、免疫によって発見され、排除されるのです。

ところが、なんらかの原因で免疫力が低下していると、ドーマント細胞が免疫の監視の網の目をかいくぐり、生き残ってしまうことがあります。このとき、ガン促進因子であるプロモーターが強く働くと、プロモーション期へと移行して増殖を始めます。免疫力は加齢とともに低下するので、高齢になればなるほど、ガンを発症する確率が高くなるのです。

一方、プロモーターに対し、アンチプロモーター（抗促進因子）というものもあります。プロモーターの働きを抑える因子で、免疫力を高める食品やビタミンB群、抗酸化物質などの栄養素を含む食品などがあります。ガンがプロモーション期に入っていても、プロモーターを減らし、アンチプロモーターを増やすことで、ガンを消したり、進行を抑えることができるのです。

ガン発生に大きく関与する「代謝」

このような、ガンが発生するプロセスにおいて、重要な役割を果たしていると考えられているのが「代謝」です。

代謝というのは体内で行われている化学反応のことです。食事で取り入れられた物質は、体内で分解されて、体を動かすために必要な物質に作り替えられます。例えばビタミンB_1は糖質などの代謝に欠かせない物質で、不足するとエネルギー代謝が鈍り、疲れやすくなります。さらに不足すると、神経障害が起こります。

ビタミンB_1不足で起こる病気には、末梢神経が障害される脚気《かっけ》や中枢神経が障害されるウェルニッケ脳症があります。そのウェルニッケ脳症で、私はこんな経験をしたことがあります。

10年以上前になりますが、胃の悪性リンパ腫で入院した患者さんの手術をしました。胃を全摘出しましたが、術後は順調に回復し、３週間後に一時帰宅を許可しました。ところが、自宅療養３日目、患者さんは意識を失い、急きょ病院に戻ってきたのです。

最初は原因がよくわかりませんでした。そこで５日目、意識不明の原因を調べるために脳のＭＲＩを撮ると、脳の一部に変化が起きていることがわかりました。その画像を神経内科の先生に見せると、ウェルニッケ脳症と診断されました。前述したように、ウェルニッケ脳症の原因はビタミンB_1不足です。患者さんは手術後初めての外泊で疲れが出て食事が摂れず、嘔吐を繰り返していたというので、ビタミンB_1欠乏に陥っていたのでしょう。すぐさま大量のビタミンB_1を投与しました。すると、患者さんの意識は10日ほどで回復しました。

正直いって、その当時の私は栄養素とその「代謝」ということをそれほど大事に考えていませんでした。私はガンの大きな原因の一つが代謝障害にあると考えていますが、この経験がなければ、確信を持って、ガンの食事療法の研究を始めることができなかったでしょう。

日本より一歩進んだアメリカのガン撲滅計画

アメリカでは、ガンと食事に関する研究が早くから行われており、1970年代には、国を挙げて大規模な調査が行われています。

当時のアメリカは、ガン、心臓病、脳梗塞《のうこうそく》、糖尿病などの生活習慣病が増え続け、医療費が国の財政を圧迫していました。そこで、上院議員のジョージ・マクガバンを委員長とする栄養問題特別委員会が設置されました。マクガバンは、3000人もの医療や栄養の専門家を集め、アメリカ国民の食事と病気の関係について、徹底的な調査を行いました。それをまとめたのが、1977年に発表された5000ページにもおよぶ「マクガバン・レポート」です。

その頃、アメリカではハンバーガーやフライドチキンなどのファストフードが、ベトナム戦争から帰還した若者たちに好まれていました。ファストフードは、高脂肪・高カロリーで栄養のバランスを欠いたジャンクフードです。実は、こうしたジャンクフードは第２次世界大戦時のナチスの戦闘食がルーツになっています。

ヒトラーは強い軍隊を作るため、兵士に１日４２００キロカロリーの食事を与えるように指示しました。これにお酒や間食を含めると、軽く５０００キロカロリーは超えてしまいます。成人男性に必要なカロリーは２０００～２２００キロカロリー程度ですから、とてつもないエネルギー量です。

しかし戦場という特殊な環境では、体力の消耗がきわめて激しいので、高脂肪・高カロリー食は効果的だったのでしょう。ナチス・ドイツは戦争に敗れましたが、この戦闘食は米国陸軍に引き継がれ、朝鮮戦争やベトナム戦争で威力を発揮したのです。

しかし、兵役を終えて本国に帰ってからも、彼らは高脂肪・高カロリーの肉の味が忘れられず、ハンバーガーなどのジャンクフードから離れられなくなってしまったのです。それによって肥満が増加し、心臓病やガンが急増しました。当時のアメリカの死因のトップは心臓病で、その次がガンでした。ジャンクフードがアメリカ人のガン増加の原因の一つであったことは間違いないでしょう。

「マクガバン・レポート」では、「ガンや心臓病など、さまざまな慢性病は、この肉食中心の誤った食生活を原因とした『食源病』であり、薬では治らない」と述べられています。また、これを改める具体策として、肉を中心とした高脂肪・高カロリーの動物性食品を減らし、精製していない穀物や野菜・果物を多く摂ることを提言しています。

ガン死亡率を減らしたデザイナーフーズ計画

「マクガバン・レポート」を受けて、1979年アメリカ食品医薬品局（FDA）は、「ヘルシーピープル運動」という健康政策を打ち出しました。健康、医療、食事に関する数値目標を設定し、10年単位でその達成を目指すというものです。

当然、ガンの死亡率の減少も目標の一つで、1次予防としては、喫煙率の減少と栄養の改善、2次予防として早期発見・早期治療のための健診の普及が挙げられています。栄養の改善に関しては、脂肪の摂取制限と野菜や穀物など食物繊維を多く含む食品を多く摂ることが目標になっています。

「ヘルシーピープル運動はその後も続けられ、現在の「ヘルシーピープル2020」に引き継がれています。

（図表 2-2） ガン死亡率を減らしたデザイナーフーズ・ピラミッド

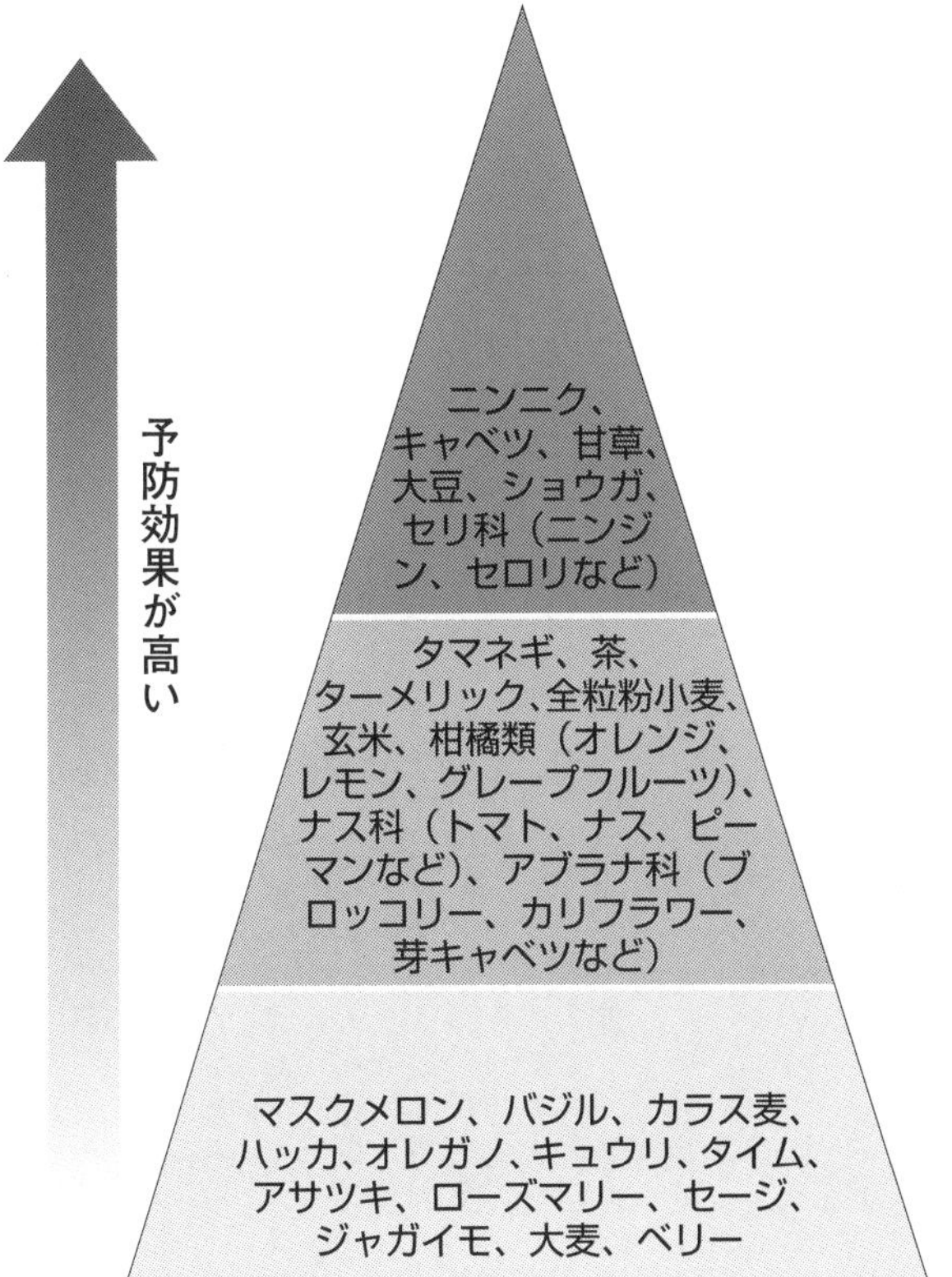

アメリカ国立ガン研究所 1990 年

さらに1990年には、食品によるガンの予防を目指して、アメリカ国立ガン研究所が「デザイナーフーズ計画」を発表しました。これは、ガンの予防に効果があるといわれている野菜、果物、穀物、香辛料などの成分や体内での作用を調べ、科学的な検証を行ったものです。結果は、デザイナーフーズ・ピラミッドとしてまとめられています。

最もガン予防効果が高い食品は、ニンニクやキャベツ、大豆、ショウガ、ニンジンなど、それに次ぐ食品として、タマネギ、茶、玄米、全粒粉小麦、柑橘類などが挙げられていま す。デザイナーフーズ・ピラミッドは日本でもよく知られています。

こうした研究や啓蒙活動の成果が実り、アメリカでは1992年を境に、それまで増え続けていたガンの死亡率が減少に転じました。さらに、アメリカ国立ガン研究所が最近行った調査によると、1999年から2005年の間に、ガンの罹患《りかん》率は年間0・8%(男性1・8%、女性0・6%)ずつ減少、ガンによる死亡率も年間1・1%ずつ減少していることがわかりました。

1970年代から始まったアメリカの食生活改善のキャンペーンは、その後、ヨーロッパにも広がっていき、イギリスやフランス、イタリアなどでも、ガンの死亡率が低下するようになりました。それに対し、日本はガンの死亡率が上昇の一途をたどっています。この差はいったいどこにあるのでしょうか。

先進国では日本だけガン死亡率が上昇している

１９７０年代までは、日本人の死因のトップは脳卒中でした。脳卒中とは、脳出血や脳梗塞などの脳血管疾患のことです。脳血管疾患を抜いて、ガンがトップに躍り出たのは１９８１年。今から30年ほど前のことです。

厚生労働省の「平成23年人口動態統計」によれば、２０１１年の年間死亡者数は１２５万３４６３人、１位のガン（悪性新生物）は35万７１８５人で、全体の約３割を占めています。ちなみに2位は心疾患、３位は肺炎、４位が脳血管疾患となっており、長らく３位だった脳血管疾患が4位に後退しました。つまり、脳卒中で死ぬ人はどんどん減っていることになります。

さて、ガンによる死亡者35万人という数字は、１９６０年頃の3倍以上、１９８０年当時と比べても2倍以上です。その数は今も増え続け、年間６０００～７０００人程度ずつ増加を続けています。

また、日本人に多いガンの種類も変化しています。かつて、最も死亡率が高かったガンは胃ガンでした。最近は肺ガン、乳ガン、大腸ガン、前立腺ガンといった「欧米型」と呼ばれるガンの死亡率が増えています。

1950年頃は欧米型のガンが少なかったため、学会に参加すると、海外の研究者から、「どうして日本では乳ガンや大腸ガンが少ないのか？」といった質問をよく受けたといいます。これらのガンが増えたのは、明らかに「食生活の欧米化」が関係しています。乳ガンや大腸ガンは、動物性たんぱく質・脂肪を摂りすぎると明らかに増加するからです。

しかし、その本家本元であるアメリカやイギリスなどの欧米諸国は、前述したように、国を挙げて食生活の改善に取り組んだことによって、ガンを減らすことができました。日本だけが食の欧米化に対する対策が遅れているのです。

日本で「がん対策基本法」が成立したのは2006年のことで、まだ10年もたっていません。さらにアメリカとの違いをいえば、ガンに関する栄養教育や食事指導の遅れです。

全米にある128の大学のうち、現在では半数以上が医科栄養学、すなわち医学部での栄養教育に大きな時間を割いています。しかし、日本の医学部では栄養学の授業はあるものの、あまり重要視されていません。このような国の取り組みの遅れもまた、日本人のガン死亡率が増えている原因になっています。

日本人に合った食事でなければ意味がない

ペットの猫は肉食ですが、犬は雑食です。犬はオオカミが家畜化されたものですから、本来の食性は肉食性でした。それが人間と生活をともにすることで、肉も草も食べる雑食性に変わってきたと考えられています。では、人間本来の食性はどちらなのでしょうか？

人間の爪や歯、消化管、咀嚼力《そしゃくりょく》、消化酵素の働きなどを解剖学的に検証すると、人間は草食動物に分類されます。消化酵素の一つに唾液《だえき》アミラーゼがあります。唾液に含まれるでんぷんの消化酵素で、人間はライオンやトラなどの肉食動物よりも、唾液アミラーゼ活性が高いことがわかっています。

人類の歴史を見ると、農耕を始める前は狩猟・採取の時代で、獣や魚、木の実、野生のイモなどを採って生活していました。中心となるのは植物性の食品で、肉や魚はめったに食べられない貴重品でした。その後、農耕栽培期に移ると、ヨーロッパでは酪農が始まり、家畜の肉を食べる文化が始まりました。

それに対して、日本では魚は食べていましたが、肉食文化は大きく発展しませんでした。飛鳥・奈良時代に肉食を禁じる仏教が伝来したからです。日本に肉を食べる習慣が入ってきたのは、それから約１２００年後の明治維新の頃です。それでも高価な肉は富裕層のものので、日本人が毎日のように肉を食べるようになったのは、戦後になってからです。

生物が新しい環境に対応するには、途方もない長い時間がかかります。日本人にとって、肉食はきわめて新しい食文化で、体のほうはまだ対応できていないのです。それは欧米人も同じことで、肉食の歴史が長いといっても、牛は基本的には乳製品を作るために飼育されていましたし、豚はハムやベーコンに加工して、少しずつ食べていました。肉食が過剰になったのは、先に述べたハンバーガーなどのジャンクフードが浸透してからのことです。その反省として、欧米は肉食を減らし、野菜を中心とした食文化に注目するようになりました。そのモデルの一つとなっているのが日本食です。

最近のアメリカでは、豆腐や寿司などの日本食が人気で、ニューヨークやロサンゼルスには、何百軒もの寿司バーが開店しています。一方、日本では外食の中心となっているのは、洋食や中華、ラーメン、ハンバーガーなど高脂肪・高カロリーのものばかりです。もちろん、ヘルシーなメニューを掲げた店もありますし、健康食に関心のある人も増えてはいます。しかし、日本全体ではまだまだ少数派です。

日本人にとって理想的な食事とは

縄文時代の後期頃から、私たち日本人の祖先は稲作を始めました。ここから日本人は米を常食するようになりました。といっても、食べていたのは現代のような白米ではなく、未精製の玄米です。白米を食べるようになったのは、江戸期の元禄時代からです。

先述の「マクガバン・レポート」では、ガンや心臓病などの生活習慣病を防ぐ理想的な食事の一つとして、日本食が取り上げられています。さらに日本食の中でも最も理想的なのが、江戸の元禄時代以前の食事です。その理由は、肉は食べず、魚が少々、大根おろしや煮物など、野菜が中心の食生活だからと述べられています。なかでも元禄以前は未精製の玄米を食べていたことが称賛されたのです。

日本で白米が食べられるようになったのは、元禄時代に精米技術が発達したからです。ところが、白米が「銀シャリ」と称され、普及するにしたがって、江戸では「江戸わずらい」という病気が流行しました。江戸わずらいとは脚気《かっけ》のことで、ビタミンB_1不足が原因です。ビタミンB_1を補わないと末梢神経が障害され、心不全に陥ることもあります。ビタミンB_1は米の胚芽《はいが》に含まれていますが、それを削ってしまったことによって、脚気になる人が増えたわけです。また、胚芽にはビタミンB_1以外のビタミンやミネラル、抗酸化物質のコエンザイムQ10、免疫力を高めるフィチン酸といった成分も含まれています。白米にするために捨ててしまった胚芽には、米の大事な栄養が詰まっているのです。

そして先に述べたように、明治時代に入って日本人は肉を食べ始めます。すき焼きのルーツといわれる牛鍋《ぎゅうなべ》が人気になり、肉食が日本の食文化の中に入ってきますが、庶民の間ではまだまだ米、魚、野菜が中心でした。それが大きく変わったのは、1945年の敗戦です。

戦後、アメリカの食文化が流入し、子どもの体格の向上のために肉食が推奨されるようになりました。1960年代の高度成長期には経済的にも豊かになったことから、庶民もだんだん肉を食べるようになってきました。いわゆる日本人の食の欧米化の始まりです。

1971年には、東京に有名なハンバーガーショップの1号店がオープンしました。これを機に、フライドチキン、ステーキ、ピザなど、アメリカ型のファストフードが日本に定着していきました。同時にコーラなど砂糖がたっぷり入った清涼飲料水も普及し、ハンバーガーやフライドチキンをコーラと一緒に食べるという食文化も定着しました。そこからは加速度的に日本の食習慣は変化しました。

こうした高脂肪・高カロリーの食事が増える一方、野菜の摂取量は年々減り続けています。また、日本人はずっと肉より魚の摂取量が多い民族でしたが、それもついに逆転しました。高齢者が魚より肉を好むようになっているという報告もあるほどで、ガンをはじめ、生活習慣病のさらなる増加につながるのではないかと私は懸念しています。

長寿県・沖縄が短命になってきた理由

沖縄県は全国一の長寿の地域として知られています。女性はつねに1位、男性もずっと都道府県別で上位を占めていました。ところが２０００年、男性の平均寿命が全国平均以下の26位に転落したのです。これは「沖縄26ショック」と呼ばれ、大きな話題となりました。しかも、35～44歳の死亡率は全国1位と最悪の数字です。いったい沖縄に何が起こったのでしょうか。

その原因は戦後、沖縄の食文化が大きく変わったことです。沖縄は敗戦後、アメリカに占領されました。そのため本土よりも食の欧米化が早く流入しました。とくに男性の若い世代がこの影響を強く受け、健康によいといわれる沖縄の伝統食を好まなくなり、ファストフードやステーキなどを食べるようになりました。それによって肥満が深刻な問題となり、心臓病をはじめとする生活習慣病が急増し、医療費も増大しています。

その反省から、沖縄県では伝統食を見直すといった取り組みを進めていますが、肥満の増加は日本全国に共通した課題です。肥満は心臓病や脳卒中の危険性を高めるだけでなく、ガンを発症しやすくします。詳しいメカニズムは第3章で述べますが、メタボリック・シンドロームといわれる内臓脂肪型の肥満は免疫力を低下させるため、ガンの前段階となる細胞ができても処理できなくなってしまいます。また、女性は肥満になると、乳ガンや子宮体ガンのリスクが高まります。これらのガンは、女性ホルモン（エストロゲン）が多くなると発生しやすいことがわかっています。

また、世界ガン研究基金と米国ガン研究財団が発表したレポートによると、体脂肪が増加すると、大腸ガン、閉経後の乳ガン、食道ガン、膵臓ガン、子宮体ガン、腎臓ガン、胆嚢ガンのリスクを増加させると報告されています。

深刻なのは、子どもの肥満が増えていることです。文部科学省の調査によると、197

0年から2000年の30年間で肥満の子どもの数は3倍に増えています。また、肥満が原因で糖尿病になる子どもも増えています。10代から糖尿病を発症すると、大人になってから網膜症や腎不全などの合併症が表れる確率が高まります。糖尿病の合併症は、失明したり透析が必要になることもあるので注意が必要です。また、まだ完成されていない子どもの体に余分な脂肪がつくと、大人以上に免疫力が低下するので、風邪などの感染症にかかりやすくなります。もちろん、ガンを発症するリスクも高まります。

近年、ガンの若年化が進んでいますが、子どもや若者層を中心とした世代が伝統的な日本食から離れ、ファストフードやコンビニ弁当、添加物だらけのレトルト食品やインスタント食品を好むようになったことが原因の一つであると私は考えています。

胃ガンは減少したが、他のガンは増加

日本人のガンは増え続けているといわれますが、減っているガンもあります。かつて日本人のガン死のトップを占めていた胃ガンもその一つです。その理由は、減塩運動などで人々が塩分摂取量を減らしたことにあります。

塩分とガンの関係については、秋田県で有名な調査が行われています。秋田県は従来、脳卒中など脳血管疾患の死亡率が全国1位でした。そこで秋田県は地域ぐるみで減塩運動を始めました。

塩分の過剰摂取は高血圧の原因で、脳卒中のリスクを高めます。1960年頃、秋田県民は1日約22グラムも塩分を摂っていました。現在の日本全体の平均が11～12グラムで、厚生労働省がすすめる目標摂取量は男性9グラム未満、女性7・5グラム未満ですから、いかに多く塩分を摂っていたかがわかります。

秋田県は味付けが濃く、漬物も豊富です。また、塩辛いつまみで酒を飲む習慣もあります。そんな土地柄にもかかわらず、秋田県の運動は22グラムを半分の11グラムまで減らそうという試みでした。

減塩運動は目覚ましい効果を上げ、30年間で平均摂取量は12～13グラムまで減りました。そして平成18年には目標の11グラムまで減らすことができたのです。その結果、運動の狙いどおり脳卒中の発症率は半減しました。

それだけではありません。それ以上に減少したのが胃ガンでした。発症率は3分の1に減り、女性だけを見れば4分の1に減少したのです。脳卒中の予防のための減塩が、予想外だった胃ガンの減少という効果ももたらしたのです。秋田県のこの調査後、胃ガンと塩分の関係は大きく注目されることになりました。

冷蔵庫の普及で胃ガンが減少した韓国

胃ガンと塩分の関係では、こんなエピソードがあります。私の恩師の友人に、ソウル大学の有名な外科医がいます。学会でこの先生と雑談していたとき、「韓国では胃ガンが半減したんですよ。なぜだかわかりますか？」と聞かれました。ソウル大学では10年間で胃ガンの手術件数が、６００例から３００例に減ったというのです。私が首をかしげていると、先生は「冷蔵庫が普及したからですよ」と答えました。冷蔵庫が家にあると、保存食である塩蔵品がぐっと減ります。それによって減塩でき、胃ガンが減ったのです。

最近、胃ガンの原因として話題になっているピロリ菌も、塩分と深い関わりがあることがわかっています。ピロリ菌は、正式名称をヘリコバクター・ピロリという胃に棲《す》みつく細菌です。ピロリ菌は井戸水を飲むなど、衛生状態の悪い環境で感染率が高まり、50代以上の日本人では50％以上の人が感染しているといわれています。ピロリ菌は胃潰瘍や十二指腸潰瘍の主要な原因であることがわかっており、これを放置すると胃ガンが発症しやすくなることから、現在は保険で除菌治療を受けることができるようになりました。

胃液は強い酸なので、胃の粘膜は粘液で覆われ、保護されています。塩分はこの粘液を破壊し、胃の粘膜を荒らします。その荒れた粘膜にピロリ菌が棲みつき、増殖を始めます。増えたピロリ菌はさまざまな毒物を出してさらに胃壁を荒らし、再びピロリ菌を増殖させます。この悪循環で遺伝子変異が起こりやすくなり、ガンのリスクが高まるのです。また、最近ではピロリ菌そのものが胃の発ガン遺伝子を持つこともわかっており、ＷＨＯ（世界保健機関）はピロリ菌をタバコと同様、第１級の発ガン物質と規定しています。

ガンになる知られざる４つの原因

これまでの栄養に関する研究や臨床現場での経験から、ガンの原因を私は次の４項目にまとめました。

①塩分の過剰摂取

②動物性食品の過剰摂取
③クエン酸回路の障害
④過剰な活性酸素

もちろん、これ以外にも原因はあります。しかし、この４つの原因の対策を立てれば、かなりのガンの予防ができるばかりでなく、今あるガンを治すこともできるのです。

最初に挙げた塩分の過剰摂取は胃ガンの最大の危険因子です。しかし、塩分の過剰摂取は胃ガンだけにとどまりません。すべてのガンの危険性を高めます。なぜなら、過剰な塩分は細胞内外のミネラルバランスを崩してしまうからです。

体の細胞の内側と外側には、いくつかのミネラルが溶け込んでおり、互いに一定のバランスを取っています。ミネラルバランスが保たれていることによって、細胞の中に必要な物質を運んだり、不要な物質を外に出すなど、細胞の活動が正常に行われます。その中でとくに重要なのが、ナトリウム（塩分）とカリウムのバランスです。血液やリンパ液など細胞の外側（細胞外液）にはナトリウム、内側（細胞内液）にはカリウムが多く、そのバランスが一定に保たれているのです。人間の体はこのバランスが崩れないようにコントロールされていますが、塩分の過剰摂取が長く続くと、徐々にバランスが崩れてきます。それによって細胞の代謝異常が起こるので、ガンが発生しやすくなるのです。

動物性食品の摂りすぎがなぜ、ガンを引き起こすのか

２つ目の動物性食品の過剰摂取は、これまで述べてきたように、大腸ガン、乳ガン、前立腺ガンなどを発症しやすくします。では、どうして動物性食品を摂ると、これらのガンになりやすいのでしょう。

動物性たんぱく質は本来、人間にとって分解しにくい栄養素です。糖質や脂質と同様、たんぱく質も肝臓で分解されます。たんぱく質はアミノ酸に分解されたあと、それを組み換えて、人間の体の中で使われるたんぱく質に再合成されます。動物性たんぱく質を過剰に摂取すると、肝臓はなんとか処理しようと懸命に働き、分解と合成を頻繁に繰り返します。それによって遺伝子の結合ミスが起こりやすくなります。遺伝子の結合してはならないところが結合したり、配列が入れ替わったりするのです。それによって、ガンの原因となる異常な細胞ができやすくなります。

また、動物性脂肪を摂りすぎると、血液中にＬＤＬコレステロール（悪玉コレステロール）が増えます。ＬＤＬコレステロールは、後述する活性酸素によって酸化され、「酸化ＬＤＬ」に変わります。血管に酸化ＬＤＬがあると、マクロファージ（貪食細胞）という免疫細胞がやってきて、食べて処理します。マクロファージは酸化ＬＤＬを食べることによって役目を終え、死滅します。その死骸《しがい》が血管にたまることによって動脈硬化が進み、血管が詰まりやすくなります。悪玉コレステロールが増えると動脈硬化が進むのは、このようなメカニズムによるものです。

一方、酸化ＬＤＬの処理のためにマクロファージが過剰に動員されると、体全体としては免疫力が低下します。それによって、ガンや感染症のリスクを高めるのです。

ナトリウムとカリウムのミネラルバランス

3つ目はクエン酸回路の障害です。

私たちが食べたものは、体の中で栄養素に分解され、体内の酵素などと結びついて化学反応を起こし、エネルギーを作り出したり、生命維持に必要な物質を作り出したりしています。この生体内の化学反応のことを「代謝」といいます。今後、この「代謝」という言葉がよく出てきますから覚えておいてください。

クエン酸回路というのも、私たちが活動するためのエネルギーを作り出す代謝システムの一つです。私たちの体を構成している細胞の中には、ミトコンドリアという器官（細胞小器官）があります。ミトコンドリアでは、クエン酸回路（TCA回路）という代謝経路を経て、ATP（アデノシン3リン酸）というエネルギーが作られます。エネルギーの材料となるブドウ糖などの栄養素がミトコンドリア内に入ると、まずクエン酸に変わり、9段階の環状の代謝経路を経て、再びクエン酸に戻ります。この環状の代謝経路がグルグル回ることによって、活動のためのエネルギーが作り出されるのです。9段階の代謝がクエン酸から始まるため、クエン酸回路と呼ばれています。

クエン酸回路の代謝活動を正常に働かせるには、ビタミンB群などの栄養素が不可欠です。逆に、それらの栄養素がないと代謝が障害され、ATPが十分に作られなくなります。ATPが不足すると細胞内外のミネラルバランスが崩れて細胞がガン化しやすくなるという説が近年有力になっています。

細胞の中にはカリウムが多く、血液やリンパ液などの細胞の外にはナトリウムが多い状

（図表 2-3） クエン酸回路

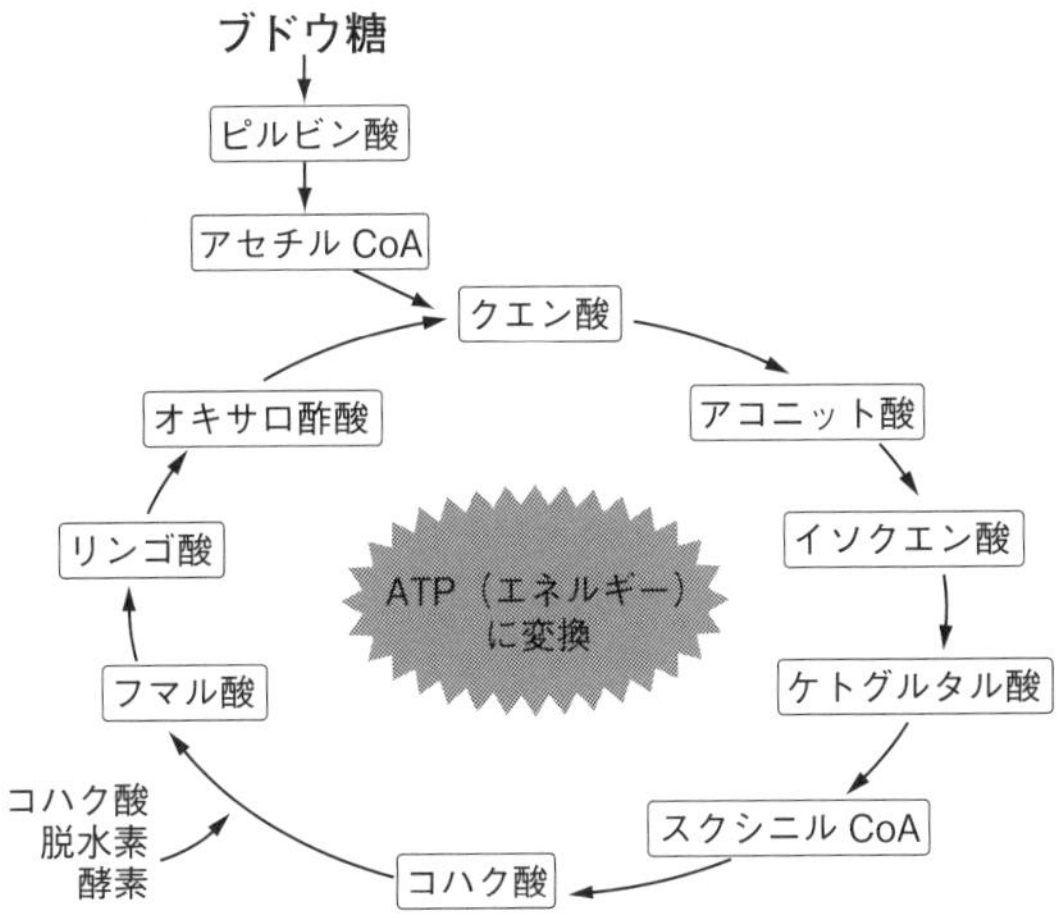

態が保たれています。このバランスが崩れ、細胞内でのナトリウム濃度が上昇すると、高血圧になるだけでなく、細胞が傷ついたり、老化したり、ガン化することがあります。

そうならないように、体はミネラルバランスを一定に保とうとするのですが、そのためにはエネルギーが必要です。そのエネルギーがＡＴＰで、クエン酸回路が障害されていると、ミネラルバランスを維持することができなくなります。それによって、ガンになる異常な細胞ができやすくなるのです。

パリのソルボンヌ大学付属病院のピエール・ルステイン医師は、クエン酸回路で作用する「コハク酸脱水素酵素」という酵素が不足すると、ガングリオーマ（神経節腫瘍）というガンができると報告しています。しかし、この酵素を補充するとクエン酸回路が正常に回り出し、腫瘍が縮小し、消えることを明らかにしています。

現代は活性酸素が発生しやすい環境

4つ目の活性酸素は、酸素が体内で化学反応を起こして発生するものです。呼吸で体内に入った酸素のうち、約2％が活性酸素になるといわれています。活性酸素にはウイルスや病原菌などを殺す働きがありますが、同時に細胞を酸化させるなど毒性も持っています。そのため、人体には役目を終えた活性酸素を消去するシステムが備わっています。代表的なのはSOD（スーパー・オキシド・ディスムターゼ）という酵素で、活性酸素を中和して無害化します。しかし、SODの活性は年齢とともに低下します。このため年を取るほど活性酸素の害を受けやすくなります。活性酸素によって酸化された細胞は遺伝子を傷つけるので、ガンに発展する細胞が生まれやすくなります。

これに対し、野菜などには活性酸素を消去する働きがある抗酸化ビタミンやポリフェノールと呼ばれる抗酸化物質が豊富に含まれています。これらを積極的に摂ることで、過剰な活性酸素を抑えることができます。

また、活性酸素は、加齢だけでなく、ストレスや激しい運動、紫外線、大気汚染、食品添加物、喫煙などによって増えることがわかっています。現代は活性酸素を増やしやすい環境にいるといえるでしょう。それによって、ガンにもなりやすくなるので、抗酸化ビタミンや抗酸化物質を食品から摂って、過剰な活性酸素を消すことが大切なのです。

ガンは生活習慣病。体質を変えない限り予防できない

親族にガンになる人が多いと、その一族のことを「ガン家系」という人がいます。遺伝的にガンになりやすい家系という意味ですが、実際は遺伝的なガンは少なく、発ガンのおもな原因の約7割は生活習慣です。加えて、紫外線や大気汚染などの生活環境が影響するといわれています。食事の習慣は親から子へと伝えられますから、ガン家系の人は、同じような食習慣になりやすいといえます。例えば、塩分の多い味付けを好む家で育った子どもは、高塩分の食事を好むようになります。こうして食習慣が共通していることによって、子どもにもガン体質が受け継がれます。

ただし、食事が原因ではないにもかかわらず、家族性の原因によって発症するガンがあります。例えば、肝ガンはB型肝炎ウイルスやC型肝炎ウイルスに感染することによって発症しますが、感染ルートの一つが母子感染です。

また、最近では乳ガンの約半分もウイルスが原因だということがわかってきました。感染経路は母乳で、授乳するときに感染します。ウイルスに感染した子どもは、成人を迎えたあと免疫が急激に低下したり、ホルモンのバランスが崩れたりすることがきっかけで、乳ガンを発症することがわかってきました。

しかし、乳ガンの原因がすべてウイルス感染とは限りません。ウイルスが原因で発症するのは、ガンのごくの一部でしかないのです。

先述したドール博士の研究で「ガンの原因の30％は喫煙で、35％が食事」といわれているように、大半のガンは生活習慣病であり、食事や喫煙などの生活習慣の見直しで6～7割は改善できるのです。しかし、一般的な現代人の生活パターンは、「ガン体質」を知らず知らずに作るような要因に囲まれています。次章ではそのことについて述べていきましょう。

第3章　その〝食べ方〟がガンを増やしていた⁉

和食、赤身の魚、マーガリン……

ガン体質を作る現代人の食習慣

済陽式食事療法は、現代人が無自覚に続けている悪しき食習慣の対極にあるものです。それにしても、現代ほど「ガン体質」になりやすい食習慣が蔓延している時代はありません。

特徴的なのは、肉の摂取量が多く、野菜が少ないことです。『平成23年度水産白書』によると、長年、肉を上回っていた魚の摂取量が2006年、とうとう逆転しました。また、肉を好む若者だけでなく、高齢者でも魚離れが進んでいます。

一方、野菜の消費量は年々減少を続けています。定食屋さんの定食の多くは、揚げ物やフライ、ハンバーグなどの脂っこいものがメインで、野菜は少ししかありません。おそらく家庭でも同様の傾向が見られるのではないでしょうか。

肉を毎日食べるという家庭は現代では珍しくないと思いますが、昭和30年代くらいまでは、肉はめったに食べられないごちそうでした。最近はグルメブームといわれますが、グルメとは「ごちそう」という意味で、本来はめったに食べられない食事のことをいいます。

民俗学で祝祭日のことを「ハレ」、日常のことを「ケ」といいますが、お祭りの日に食べる「ハレ」の食事こそが、ごちそうなのです。

ところが、今のグルメブームは毎日がハレの食事、毎日ごちそうを食べているようなものです。その結果、カロリーオーバーとなり、肥満が激増しています。糖尿病や高血圧などの生活習慣病も増えています。またあとで詳しく述べますが、肥満そのものも、ガンの原因の一つとなっています。

一方、グルメブームへの反省として、「粗食」ということがいわれます。粗食は「粗末な食事」ではなく、「質素な食事」という意味で使っているようですが、栄養学的に見れば、日々の食事は粗食で十分です。高たんぱく・脂肪の肉などは、記念の日や特別な日に、ごちそうとして食べる、それが昔から行われてきた人類の食習慣なのです。

コレを減らしただけでガンが著しく減少

食事をはじめ、現代の私たちが知らず知らずのうちに行っている生活習慣の中には、ガンを発生させ増殖させる要因になっているものが多くあります。この章ではそうした生活習慣についてお話ししたいと思います。

まず、食べすぎることによって、ガンを発生させてしまう食習慣があります。これまで何度も述べてきましたが、とくに注意しなければならないのが塩と肉（動物性たんぱく質・脂肪）を減らすことです。

塩分を減らすと胃ガンの発症率が下がることは、前章で述べた秋田県の減塩の取り組みによって明らかになりました。1952年の秋田県民は平均1日約22グラムの塩分を摂っていました。その後、県民の間に減塩が浸透し、2006年には11グラムまで減らすことができました。その結果、胃ガンの発症率は3分の1にまで減りました。

現在の日本人の塩分摂取量は1日11～12グラム前後といわれていますから、秋田県は全国の平均レベルまで減らすことができたわけです。

しかし、欧米の平均摂取量は7～10グラムで、日本人は世界的に見ればまだ塩分摂取量の多い国です。厚生労働省の「日本人の食事摂取基準（2010年版）」では、10グラム未満というこれまでの摂取目標量を「男性9グラム未満、女性7・5グラム未満」と厳しく引き下げました。

また、塩分は血圧を上昇させますが、高血圧患者はもっと減らす必要があり、日本高血圧学会が定めた目標では1日6グラム未満（高血圧治療ガイドライン2009年版）となっています。

和食はヘルシーだと世界的に評価されていますが、唯一の欠点は塩分が多いことです。焼き魚にはたっぷり塩を振りますし、お刺身にはしょう油が欠かせません。日本人はつい塩分を多く摂りがちな食習慣をしているのです。ガンの予防のためには、1日5グラム以下を目指してください。最近は減塩でもおいしく食べられるレシピ本がたくさん出ています。減塩を意識した食生活に切り替えれば、1日5グラム以下はそれほど難しいものではありません。

次に肉ですが、とくに控えなければならないのは、牛、豚、羊などの四足歩行動物の肉です。牛や豚のたんぱく質を摂りすぎると、前章で述べたように遺伝子の結合ミスが起こりやすくなり、免疫力が低下するため、ガンの発症リスクが高まります。

また、牛や豚の肉は、脂肪が溶け出す温度が人間より高いため、人間の体内では溶け切らずに血中に中性脂肪としてたまります。いわゆるドロドロ血液になってしまうのです。動物性脂肪の摂りすぎは、脂質異常症（以前は高脂血症といっていた）、メタボリック・シンドローム、脂肪肝などを発症しますし、ガンの原因にもなります。

鶏肉は脂が溶け出す温度が人間よりも低いので牛や豚よりすすめられますが、食べるなら脂の少ないささ身や胸肉にします。白身魚やイワシ、アジ、サバなどの青魚、イカ、タコなどの魚介類もおすすめです。ガン患者のための済陽式食事療法では、白身魚、青魚は食べてよいのですが、カツオやマグロなどの赤身魚は禁じています。赤身魚は酸化しやすいからです。ガン予防でも、赤身は控えめにして白身や青魚を摂るようにすすめています。

白砂糖はガンの栄養になりうる

コーヒーに入れたり、調味料に使う白砂糖も、なるべく避けてほしい食品です。白砂糖のような血糖値を急上昇させる食品は、ガンのリスクを高めるのです。

GI（グリセミック・インデックス）値という食後の血糖値の上昇を表す指標があります。食品ごとに血糖値を上げるスピードを測定して数値化したもので、この数値が高いほど血糖値が上昇しやすくなります。

数値の基準になっているブドウ糖のGI値が100です。70以上が高GI、70〜60が中GI、60以下が低GIといわれています。白砂糖（上白砂糖）のGI値は100以上で、

（図表 3-1） 主な食材のグリセミック・インデックス(GI)値

主な食材	GI 値
上白砂糖	109
精白米	84
玄米	56
ブドウ	64
リンゴ	39
オレンジ	40
イチゴ	29
ニンジン	92
サツマイモ	48
ショートケーキ	82

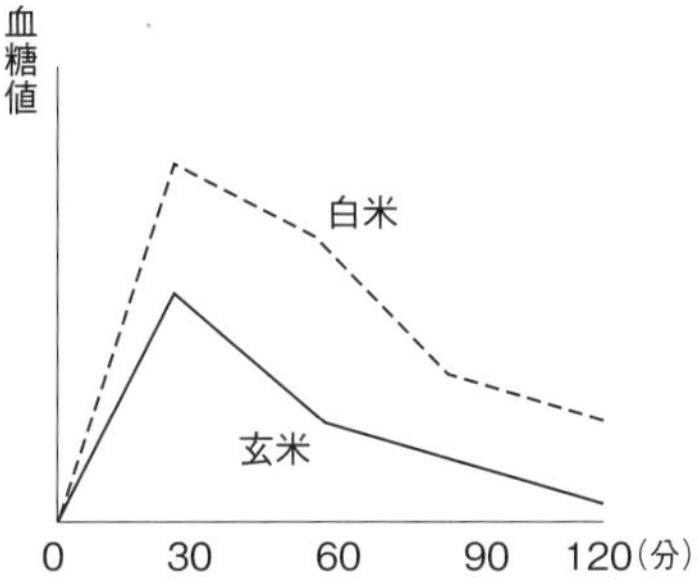

（図表 3-2） 果物の糖分（100g 中）

単位 g

果物	果糖	ブドウ糖	蔗糖	合計
バナナ	2.0	6.0	10.0	18.0
ブドウ	6.9	8.1	0	15.0
リンゴ	6.2	2.6	1.9	10.7
温州ミカン	1.1	1.5	6.0	8.6
梨	4.5	1.9	1.2	7.6
桃(黄)	0.9	0.8	5.1	6.8
イチゴ	1.6	1.4	0.1	3.1

『栄養成分バイブル』主婦と生活社ほかより

きわめてＧＩ値が高い食品です。

ご飯などの炭水化物を摂ると、体内で分解され、最終的にはブドウ糖になります。ブドウ糖が血液中に入ると血糖値が上昇します。それに応じて膵臓からインスリンというホルモンが分泌されます。

インスリンは細胞にブドウ糖を取り込ませる唯一のホルモンです。ブドウ糖が細胞に取り込まれると、細胞のエネルギー源として使えるようになります。高ＧＩ食品を摂ると血糖値は急激に上がり、多量のインスリンが分泌されます。逆に低ＧＩ食品は血糖値がゆるやかに上昇するので、インスリンの分泌量が少なくてすみます。

インスリンの分泌量が多いと膵臓に負担がかかり、インスリンの分泌能力が低下します。その結果、血糖値が下がりにくくなります。これが生活習慣が原因で起こる糖尿病（2型糖尿病）です。

実際には、この段階になる前に肥満などが原因でインスリンが効きにくい状態（インスリン抵抗性）が起こり、慢性的な高血糖が続き、それによってだんだん膵臓のインスリン分泌能力が低下していきます。インスリンが効きにくいので、糖尿病の人はインスリンの分泌量が多くなります。それを防ぐために、糖尿病の食事療法では低ＧＩ値の食品を摂ることがすすめられます。

一方、インスリンには、ガンの発生や成長を促すという説があります。事実、糖尿病の人は、そうでない人よりも胆嚢ガン、膵臓ガン、肝臓ガンになるリスクが3倍高いといわれています。高ＧＩ食品を摂ると、それだけ多量のインスリンを必要とします。とくに白砂糖のＧＩ値は１００以上ですので控えたほうがよいのです。ＧＩ値とガンの関係については、イタリアの研究グループが既存の39本の論文を統計処理した結果、関連性があったと発表しています（『American Journal of Clinical Nutrition』２００８年6月号）。

済陽式食事療法では、玄米や全粒粉小麦など未精製の穀物を摂ることをすすめていますが、その理由の一つが低ＧＩ食品だからです。こうした未精製の穀物を食べることによって食後血糖値の急上昇を防ぎ、インスリンの過剰分泌を防ぐことができます。

また、果物は糖分が多いということで糖尿病の人には敬遠されていますが、実は血糖値が上がりにくい食品です。果物には果糖、ブドウ糖、蔗糖《しょとう》が含まれています。ブドウ糖や蔗糖は血糖値を上げますが、果糖は血糖値を上げません。また、果物には血糖値の上昇をゆるやかにする食物繊維も多く含まれています。そのため果物は意外に血糖値が上がりにくいのです。

最も問題なのは精製糖（白砂糖）の98％を占める蔗糖です。蔗糖は二糖類といって、ブドウ糖と果糖が結合したものです。体内でブドウ糖と果糖に分解されると、すみやかに腸から吸収されます。そのため精製糖を摂ると急激に血糖値が上がってしまうのです。

これに対して、黒砂糖、キビ糖など未精製の砂糖は蔗糖以外の成分が含まれているため、精製糖よりも低ＧＩです。調理などで甘みをつけたいときは、こうした砂糖を利用するとよいでしょう。

気づかずに摂っているトランス脂肪酸に注意

日本人の主食は何かと問えば、誰でも「米」だと答えるでしょう。ところが、その常識も今や崩れつつあります。というのは、最近の調査で家庭では米よりもパンを食べる傾向があることが明らかになったのです。

総務省の家計調査によると、２０１１年の２人以上の世帯の食料品支出額は、米が１世帯あたり２万７７８０円だったのに対し、パンは２万８３１８円と、米の金額を超えました。家計調査の１世帯あたりの米の購入額は、昭和38年以降、ずっとパンよりも高かったのですが、それがついに逆転してしまったのです。この調査は1人暮らしは含んでいませんし、消費量全体で逆転したわけではありません。しかし、家庭におけるパン食が相当普及したことを示すデータといえます。

パン食に欠かせないのがバターやマーガリン。なかでもマーガリンは植物油が原料であることからバターより健康によいといわれ、また、価格もバターより安価なことから、たちまちパン食に欠かせない存在となりました。ところが最近、マーガリンに含まれるトランス型不飽和脂肪酸、いわゆる「トランス脂肪酸」が心臓病のリスクを高めることが明らかになりました。

天然のトランス脂肪酸も存在しますが、ほとんどは食品を加工する過程で生まれます。マーガリンのほかに、お菓子などに含まれるショートニングもトランス脂肪酸を含んでいます。こうした食品からトランス脂肪酸を大量に摂取すると、血液中に悪玉コレステロールが増え、動脈硬化や心臓病の危険性を高めます。免疫機能も低下し、ガンや感染症のリスクも高まるといわれています。また、アレルギー性疾患や認知症を促進するというデータも発表されています。

2003年、WHO（世界保健機関）とFAO（国際連合食糧農業機関）は、トランス脂肪酸は心臓病のリスク増加と強い関連があると報告しており、摂取量は全カロリーの1%未満にするように勧告しています。これを受けて、アメリカでは2006年から食品中のトランス脂肪酸の含有量の表示が義務づけられるようになりました。

しかし、日本では表示義務を求める声があるにもかかわらず、いまだ実現していません。消費者庁の食品安全委員会が、日本人はアメリカと比べてトランス脂肪酸の摂取量が少ないため、平均的な食生活をしていれば問題はないという立場を取っているからです。しかし、「偏った食事をしている場合は平均を上回る可能性があるため注意する必要がある」とも指摘しています。ところがアメリカではトランス脂肪酸の安全基準はないとしており、現状ではどこまで摂ってよいか誰もわかりません。

健康に害をおよぼす恐れのある食品は、なるべく摂らないほうが賢明です。ファストフードの白身魚やエビなどの揚げ物、フライドチキン、食パン、ポテトチップスなどのスナック菓子、ドーナツ、クッキー、ケーキ、ビスケット、アイスクリームなどにはショートニングが使われている場合があります。

商品のラベルに「ショートニング」と書かれていなくても、「植物油脂」とあれば、それはショートニングの可能性があります。白砂糖と同様、トランス脂肪酸もできるだけ避けるようにしてください。

内臓脂肪が多い人はガンになりやすい

日本人の食生活が豊かになるにつれて、肥満体の人が増えてきました。肥満度の判定基準として、WHOが定めたBMI指数（ボディーマスインデックス）という肥満判定法があり、「体重（kg）÷身長（m）÷身長（m）」で求められます。体重70キロで、身長170センチ（1・7メートル）の人であれば、「70÷1・7÷1・7＝24・22」という計算になります。

肥満の判定基準は国によって異なります。日本の標準数値は22で、18・5以上で25未満が普通体重です。ここで例に挙げた人は、24・22でギリギリ普通体重ということになります。日本肥満学会では、25以上を肥満、30、35、40と5単位で肥満度のランク付けをしています。25以上の人は、一部のガンで発症率が高まることがわかっています。

例えば男性の場合、BMIが30を超えると、25未満の人より大腸ガンの発症リスクが1・5倍になります。逆にBMIが25以上の人が25未満になると、大腸ガンの発症率が約6・

7％下がります。

一方、閉経後の女性では、ＢＭＩが30以上あると、19未満の人に比べて乳ガンのリスクが2・3倍高くなります。その理由としては、肥満による悪玉コレステロールの増加と、それにともなう免疫力の低下が考えられます。

世界ガン研究基金と米国ガン研究財団は、体脂肪が増加すると、大腸ガン、閉経後の乳ガン、食道ガン、膵臓ガン、子宮体ガン、腎臓ガン、胆嚢ガンのリスクが高くなると発表しています。

体脂肪の中には皮下脂肪と内臓脂肪があります。とくに内臓の周辺に蓄積される内臓脂肪が健康によくない影響を与えます。健康診断では、お腹まわりを測って、メタボリック・シンドロームかどうかを判定しますが、あれはお腹まわりを測ることで内臓脂肪量を推定しているのです。では、なぜ内臓脂肪が多いと健康を害するのでしょうか。

脂肪細胞からは、アディポサイトカインという物質が分泌されており、糖や脂質の代謝、血圧の調整などに影響を与えています。アディポサイトカインには、善玉アディポサイトカインと悪玉アディポサイトカインがあります。健康によい栄養を与えるのがアディポネクチンという善玉アディポサイトカインです。

逆に健康に悪い影響を与えるのが血栓（血のかたまり）ができやすくなるＰＡＩ－１やインスリンの効きを悪くして血糖値を上げるＴＮＦ－αなどの悪玉アディポサイトカインです。

内臓脂肪が増えると、善玉アディポサイトカインが減り、悪玉アディポサイトカインが増加します。つまり、メタボリック・シンドロームのように内臓脂肪型の肥満になると、悪玉アディポサイトカインが増えてしまうのです。それによって善玉コレステロールが減り、悪玉コレステロールが増え、血糖値や血圧が上昇します。

この傾向が続くと、脂質異常症や糖尿病、高血圧を引き起こします。悪玉コレステロールが増えたり、糖尿病になると、すでに述べたように、ガンのリスクが高まります。また、これらの数値が高くなると、脳卒中や心筋梗塞の危険性も高めるので、内臓脂肪を減らすことはとても大切です。

免疫力を低下させる原因

ガンになりやすい体質の一つとして、免疫力の低下が挙げられます。前章で述べたように、ガンのきっかけとなる異常な細胞は、1日に3000〜5000個生まれています。これらの細胞がガン細胞にならないように処理しているのが、免疫システムです。また、病原菌やウイルスに感染したとき、これらを排除するのも免疫システムの働きによるものです。

免疫システムを司っているのは、白血球の中の免疫細胞です。免疫細胞には、マクロファージ、顆粒球《かりゅうきゅう》、リンパ球などがあり、それぞれが役割を持っています。マクロファージは真っ先に体内の異物を直接食べて処理することから、「貪食細胞《どんしょくさいぼう》」と呼ばれます。

前に悪玉コレステロールが酸化すると、それをマクロファージが食べてしまうことをお話ししました。役目を終えたマクロファージは死滅しますが、その死骸が動脈硬化の原因になるという話でした。

顆粒球も貪食する細胞で、体内に侵入する病原性の細菌など比較的大きな異物を処理する働きをしています。その後、役目を終えると自爆して活性酸素を放出します。一説には、体内の活性酸素の70〜80%が顆粒球によって発生するといわれています。

これに対して、リンパ球は細菌よりも小さなウイルスなどの異物を排除します。また、ガンの元となる異常な細胞を処理するのもリンパ球の役目です。リンパ球にはB細胞（B

リンパ球）とT細胞（Tリンパ球）があり、体のどこかに異常な細胞ができていないかを監視し、見つけると攻撃を仕掛けて処理します。

白血球の免疫細胞のうち、全体の5％がマクロファージ、残りの95％が顆粒球とリンパ球で、両者の比率は年齢や体質によって変化します。だいたい顆粒球は55～60％、リンパ球は35～40％くらいの比率で、このバランスが免疫力に大きく影響しています。

風邪を引いたときに、のどが痛くなったり、頭痛がしたり、高熱が出るといった症状が表れ、その後、症状が治まっていく人は免疫力が十分にある人です。これらの症状は、免疫細胞がウイルスと戦っているために起こるからです。逆に微熱がダラダラ続くなど、症状が長引く人は免疫力が低い可能性があります。また、頻繁に風邪を引く人も免疫力が低下しています。

一方で免疫力は高すぎてもいけないという説があります。しかし、血液の中の白血球数が正常範囲であれば、高すぎて体に害をおよぼすことはありません。

健康診断の血液検査では白血球数を調べます。成人の白血球の基準値は、1マイクロリットル中、4000～8000個で、この数値を超えると、リウマチなどの自己免疫疾患が表れる可能性があります。しかし正常範囲内であれば、免疫力は高いほうがよいのです。

免疫力を低下させる原因には、老化、食生活の乱れ、睡眠不足、ストレスなどがあります。老化は誰にでも起こることですが、栄養バランスが取れた食事は、どんな年齢であっても免疫力を改善してくれます。また、悩み事や心配事などの精神的なストレスを抱えていると、免疫力が著しく低下するといわれています。

ガン患者の場合は、死の恐怖なども強いストレスになります。こうしたストレスをうまくコントロールして、免疫力の低下を防ぐことは、ガンに勝つために必要なことです。

低体温もガンになりやすい体質の一つ

低体温の人もガンになりやすい体質です。腋《わき》の下に体温計をはさんで測る腋窩温《えきかおん》の場合、平熱は36度台とされています。ところが、最近は平熱が36度未満の低体温の人が増えています。低体温は、ガンが増殖しやすい体内環境です。体温が1度下がると、免疫力は30％低くなるといわれていて、低体温は免疫力の低下につながります。

体温が低下すると免疫細胞の働きが低下するため、傷ついた遺伝子を修復する酵素の働きが衰えます。また、その生産も追いつかなくなります。その結果、異常な細胞が出現しやすくなり、さらにそうした細胞を増殖させてしまうのです。

一方、ガン細胞は正常細胞に比べて熱に弱いという特徴があります。ガン治療の一つに、ハイパーサーミアという装置を用いて体の深部体温を上げる温熱療法があります。これは、ガンの熱に弱い性質を利用した治療法です。

深部体温という言葉が出てきましたが、これは内臓などの体内組織の温度で、外部の影響を受けやすい体表面の温度とは異なり、つねに一定の温度を保っています。この深部体温は37～38度に保つことが大事です。お尻の穴に体温計を入れて測る直腸温は深部体温に最も近い温度なので、この方法で正確な自分の深部体温を知ることができます。もっと現実的な方法としては、腋窩《えきか》温に０・６～１度足します。口腔《こうくう》で測る場合は０・２～０・５度足したものが深部体温の目安になります。

私の臨床経験では、ガンをはじめ、糖尿病、うつ病など、何らかの病気にかかっている人は体温が低く、深部体温が37度に届かない傾向があります。深部体温を高く保つ習慣で一番大切なのは入浴です。

忙しい現代人は、シャワーで体を洗うだけという人が多いようですが、これでは体を温めることができません。自分の生活のリズムに合わせて、朝でも夜でもかまわないので、ゆっくり浴槽につかって、深部体温を上げる必要があります。

また、体の筋肉量が少ない人は、低体温になりがちです。女性に低体温の人が多いのは、男性に比べて筋肉量が少ない傾向があるからです。また、運動不足で低体温の人も筋肉量の低下が疑われます。適度な運動を習慣づけて筋力をアップさせると、それにともなって深部体温は上がってきます。

なお、体温の男女差はありません。しかし、年齢差はあり、子どもは代謝が活発なので高く、高齢者は低くなります。子どもにガンが少なく、高齢者ほど多くなるのは、免疫力とともに、体温の変化も関係していると考えられます。

不足がちな「抗酸化ビタミン」「抗酸化ミネラル」

体内で過剰に活性酸素が発生している人、活性酸素を消去する能力が低下している人も、ガンになりやすい体質です。強いストレスがある人、タバコを吸っている人、外食が多く食品添加物を摂りすぎている人などは、活性酸素が過剰に発生しやすい傾向があります。

活性酸素については第2章で説明しましたが、ガン予防にとってとても大事なことなので、もう少し詳しく説明します。

活性酸素は、私たちが呼吸で取り入れた酸素の一部が化学反応を起こして生まれます。活性酸素にはよい働きと悪い働きがあります。

よい働きは病原性の細菌やウイルスを処理する作用です。免疫力のところで説明しましたが、白血球の免疫細胞の一つである顆粒球は、病原菌を食べることによって処理します。もう少し具体的にいうと、顆粒球はアメーバのような形をしており、それらの異物を体内に取り込むのです。

取り込まれた病原菌は、顆粒球の内部に発生した活性酸素が溶かしてしまいます。これが活性酸素のよい働きです。

ところが、役目を終えた顆粒球は、活性酸素を放出して死滅します。活性酸素には細胞を酸化させる働きがあるので、それによって細胞が傷つけられ、ガンが発生しやすくなるのです。

これを防ぐために、体内にはＳＯＤ（スーパーオキシドディスムターゼ）をはじめ、活性酸素をすみやかに消去する抗酸化酵素が存在します。これらの酵素が活性酸素を無害化するのです。しかし、抗酸化酵素の活性は年齢とともに低下します。免疫力や体温と同様、高齢者は抗酸化能力が低下するので、ガンになりやすいのです。

しかし、活性酸素を消去するものは、体内の酵素だけではありません。食品の中には、抗酸化力を発揮するものがたくさんあります。まずビタミンではビタミンA、ビタミンC、ビタミンEに抗酸化作用があり、「抗酸化ビタミン」と呼ばれています。また、ミネラルでは、マンガン、亜鉛、銅、セレンなどが「抗酸化ミネラル」といわれます。

さらに植物に含まれるポリフェノールという成分も抗酸化物質です。済陽式食事療法では野菜の多量摂取をすすめていますが、その目的の一つがビタミン、ミネラル、ポリフェノールを摂ることです。体内の抗酸化力が低下していても、こうした食品を摂ることによって抗酸化力を維持することができます。

活性酸素はDNAを傷つけて、ガンのきっかけとなる異常な細胞を作ります。また、それらの細胞の分裂・増殖を促進するプロモーターでもあります。さらに活性酸素は、ガンだけでなく、糖尿病や脂質異常症といった生活習慣病の原因になり、これらの病気が進行すると、動脈硬化を進行させ、脳卒中や心筋梗塞を引き起こします。ガン以外の病気の予防にも、活性酸素の対策はとても重要なのです。

白血球をドロドロにする活性酸素

活性酸素が動脈硬化を進行させるのは、血液の粘度が上がるからです。よく血液の流れがよい人の血液を「サラサラ血液」、そうでない人の血液を「ドロドロ血液」と表現しますが、ドロドロ血液とは、まさに血液の粘性が高まっている状態です。その原因の一つが活性酸素で、白血球をドロドロにします。ちなみに、もう一つの原因として、動物性脂肪の摂りすぎがありますが、これは赤血球をドロドロにします。

さて活性酸素が多いと白血球同士でベタベタとくっついて血液の流れが悪くなります。免疫細胞である白血球は血管壁に粘着して、体内に侵入した細菌やウイルスと闘います。この能力を粘着能といいます。血管内に多量の活性酸素が発生すると、白血球が酸化され、細胞が傷ついて粘着能が高まり、ベタベタになるために血流が悪化するのです。

また、活性酸素が増えると、血小板《けっしょうばん》の凝集能も高まります。血小板は血液の成分の一つで、血を固める働きがあります。私たちがケガをして出血しても、時間がたてば血が止まるのは、この血小板凝集能のおかげです。しかし、凝集能が高すぎると血液はドロドロになり、やはり血流を悪化させます。

血流が悪くなると、ガンが発生しやすくなります。ガンの元となる異常な細胞が生まれると、白血球の免疫細胞は、すばやくそこに駆けつけて処理します。ところが、血液がドロドロだと白血球がスムーズに流れないので、駆けつけることができません。それによって、異常な細胞が免疫の網の目をくぐり抜けてしまい、分裂・増殖を繰り返して、ガンとして成長するのです。

このように、活性酸素はガンを増殖させてしまう最大の要因の一つです。もちろん、前述したように、多量の野菜を食べるなど活性酸素を消去する方法はあります。しかし、現代人は活性酸素が発生しやすい環境に取り囲まれていますから、活性酸素をなるべく増やさない生活習慣を心がけることが大切です。とくに気をつけてほしいのが、活性酸素を増やす食品を、できるだけ摂らないことです。

活性酸素を増やす食品とは、食品添加物や残留農薬を含む食品です。まず食品添加物は加工食品には必ず含まれています。なかには天然由来の添加物もありますが、多くは化学的に合成されたものです。

加工食品の袋の裏側には、どんな添加物が使われているかが書かれています。きれいな色をつけるために着色料、香りを出すために着香料、練り物などの粘度を上げるための増粘剤、腐敗を防ぐための保存料など、さまざまな添加物が使われています。こうした食品を減らし、なるべく自宅で手作りしたものを食べるようにしたいものです。

また、野菜や果物を栽培するために使われる農薬の一部は残留します。この残留農薬も活性酸素を増やします。乳牛の中には農薬が撒《ま》かれた牧草を食べている牛もいます。豚や鶏の飼料にも農薬が含まれています。さらに家畜の飼料には抗生物質が含まれているものもあります。こうした家畜の牛乳、肉、卵などは、化学物質に汚染されているといわざるをえません。

しかし、最近は無農薬や低農薬の野菜、安全な飼料で育てた肉や卵を販売している企業も増えてきました。近くに店がなくても、インターネットなどで購入できるシステムがあるので、こうした食品を選ぶ習慣を身につけてほしいと思います。

大食い、早食いの人もガンになりやすい

活性酸素は食べ物だけでなく、食べ方によっても増えます。以前、テレビの教養番組で、

東海大学医学部の石井直明教授の指導で、興味深い実験を行っていました（TBS系『カラダのキモチ　あなたに忍びよる恐怖！　活性酸素対策マニュアル』2010年5月23日放映）。活性酸素を増やす原因といわれるタバコ、ストレス、激しい運動、大食いの中で、どれが一番活性酸素を増やすか、という実験です。

結果は大食いで、74％も活性酸素が増えました。ちなみにストレスは54％、タバコは29％、激しい運動は7％でした。大食いが一番増えたのは、消化・吸収に大量のエネルギーが消費されるから、という理由です。

エネルギーを消費するときには必ず活性酸素が発生します。細胞の中にあるミトコンドリアでは、前章で述べたクエン酸サイクルにおいて、絶えず酸素を消費しながら代謝を繰り返し、エネルギーを生産しています。活性酸素は、このエネルギー生産の過程で生まれる燃えカスのようなものです。大量の食事を一気に摂れば、それだけ燃えカスも増えます。すなわち、多量の活性酸素が発生するのです。

大食いは肥満にもつながります。内臓脂肪が増えてメタボリック・シンドロームになり、高血糖になったり、悪玉コレステロールが増えれば、前述したように、ガン細胞が発生しやすくなります。大食いもまた、ガンを増殖させてしまう習慣なのです。

私の大学の後輩の白澤卓二先生（順天堂大学大学院加齢制御医学講座教授）は、長寿の研究を行っている医者で、ベストセラーの本をたくさん書かれているのでご存じの方も多いと思います。白澤先生は、長寿のためにはサーチュイン遺伝子のスイッチを入れることが大切だといっています。

サーチュイン遺伝子は「長寿遺伝子」とか「若返り遺伝子」と呼ばれていて、老化や活性酸素の抑制、免疫の活性化、さらに全身の細胞の遺伝子をスキャンして修復するなど、さまざまな老化防止機能を持つといわれています。つまり、サーチュイン遺伝子のスイッチをオンにすれば、ガンの予防もできるわけです。

このサーチュイン遺伝子は、空腹の状態、すなわち摂取カロリーが減ると活性化することがわかっています。これは動物の防衛機能の一つと考えられています。食べ物が足りなくなって体に十分な栄養が届けられなくなると、細胞の損傷が起こりやすくなります。それを防ぐために修復機能が活性化するのではないかと考えられています。

これについては、サルの動物実験で明らかにされています。人間ではまだ証明されていないのですが、少なくとも大食いを改め、腹八分目の食事にすることは、ガンの予防や長生きのために有効です。

また、早食いの人は、脳の満腹中枢が刺激される前に大量に食べてしまうので、大食いにつながります。早食いや大食いの人はこの習慣を改め、ゆっくり食べるようにしてください。

口内炎、皮膚炎、関節炎……炎症体質の人も要注意

先に紹介した実験で、大食いに次いで活性酸素を増やしたのがタバコで、29％も増加しました。前章で紹介したドール博士の研究でも、「ガンの原因の30％は喫煙」だと発表しています。タバコには200種類以上の有害物質が含まれています。そのうち40種類以上が発ガン物質であることがわかっています。タバコを吸うと、それらの有害物質によって肺に小さな炎症を引き起こし、それが積み重なることで、肺ガンへと発展するのです。

また、胃ガンも胃に棲みついているピロリ菌が胃粘膜に慢性的な炎症を起こし、それが繰り返されることによって胃潰瘍や胃ガンになるといわれています。肝ガンも、B型やC型の肝炎ウイルスによって慢性肝炎が引き起こされ、それが肝硬変、肝ガンへと発展することがわかっています。子宮頸《けい》ガンは、ヒトパピローマウイルスの感染による慢性的な炎

症によって発症します。

最近、ごく小さな炎症が繰り返し起こる「慢性炎症」が、ガンの要因の一つとして問題視されています。慢性炎症とは、体の一部が赤くなったり、腫《は》れたり、熱を感じたり、痛みが出る、といった症状が起こることをいいます。

そもそも炎症は免疫反応によって起こります。風邪を引くと熱が出たり、のどが痛くなったりするのも炎症ですが、これはウイルスに対して白血球の免疫細胞が攻撃を仕掛けているときに起こる現象です。病原性の細菌で、こうした症状が出るのも同じことです。いずれの場合も、白血球の免疫細胞がウイルスや細菌などの異物を処理すれば、その時点で炎症は治まります。こうした炎症を急性炎症といいます。

問題なのは慢性炎症です。炎症が起こると、それを起こしている異物を処理するために多くの活性酸素が発生し、それによって細胞が傷つけられます。傷ついた細胞は修復されますが、慢性炎症の人は絶えず修復を繰り返さなければなりません。それによって遺伝子の情報が正しく伝えられず、異常な細胞が生まれる確率が高くなります。この異常な細胞が分裂・増殖を繰り返してガンになるのです。

慢性炎症は、体の内部で起こると痛みや発熱などの自覚症状がないまま、ゆっくり進行し、少しずつ細胞や臓器を傷つけます。炎症を繰り返すたびに、ガン細胞は生じやすくなります。その典型といえるのが、喫煙の習慣による肺ガン、ピロリ菌感染による胃ガン、ウイルス感染による肝ガンや子宮頸ガンです。

また、体質的に慢性炎症を起こしやすい人は、ガンになりやすい体質といえます。口内炎や気管支炎、腸炎、皮膚炎、関節炎など「炎」がつく病気を持っている人は、食生活を改めるなどして、炎症体質を変える必要があります。

知っておきたいガンとお酒の関係

タバコは「百害あって一利なし」といわれますが、お酒は「百薬の長」といわれています。海外では、適量のお酒を飲む人は、まったく飲まない人より寿命が長いという疫学データもありますが、それを否定する研究もあります。また、過度の飲酒は口腔ガン、食道ガン、肝ガンなどの発症率を高めるので、これからのガンはアルコール関連ガンと呼ばれています。

ガン患者さんの食事療法では、最低半年は禁酒するように指導していますが、ガン予防の食事療法なら、適度の飲酒はよいことにしています。何より私自身がお酒を飲みますし、適度な飲酒はストレスを解消する効果があります。

では、「適度」とはどれくらいの量でしょうか。アルコールの適量については諸説あり、体質の差も大きいので一概にいえませんが、厚生労働省「健康日本21」の「適度な飲酒量」では次のようになっています。それぞれ1日の適量で、ビール中瓶1本、日本酒1合、ウイスキー・ブランデーはダブル1杯（60ミリリットル）、焼酎（35度）で約0・4合、ワイン約1・5杯です。

お酒を飲むなら赤ワインがよいという人がいます。赤ワインにはブドウのポリフェノールが豊富に含まれており、バターなど高脂肪の食事が多いフランス人に心臓病が少ないのは、赤ワインでポリフェノールを摂っているからだといわれていました。すでに述べたように、ポリフェノールは活性酸素を消去する抗酸化物質です。心臓病だけでなく、ガンの予防にもよいでしょう。

また、先に紹介した白澤先生などの長寿遺伝子の研究では、赤ワインに含まれている「レスベラトロール」という成分が注目されています。レスベラトロールは赤ワインのポリフェノールの一つで、抗血管新生物質として機能するという説があります。

ガン細胞は、新たな血管を作って栄養を摂り、増殖します。これを「血管新生」といいます。これを阻止するのが抗血管新生物質で、それによって、ガンの発症率も下げられるといわれています。さらにレスベラトロールには認知症の予防や改善にも効果があるといわれているので、赤ワインの人気が高まっています。

しかし、いくら健康によいからといって、飲みすぎてしまっては元も子もありません。適量のアルコールは、ガンの予防によい習慣といえますが、過度に飲みすぎれば、ガンを増殖させる習慣になってしまいます。お酒は適量を楽しみながら飲むようにしてください。

なお、飲酒による食道ガンや口腔ガンは、アルコール度数の高いお酒で、粘膜が刺激されることによって起こります。焼酎やウイスキーを飲むときは、ストレートやオンザロックよりも、水割りやお湯割りにしたほうが、これらのガンのリスクを低減できます。

第４章

最新のガン研究・栄養医学から導かれた……

ガンを消し去る食事&食べ方、８つの原則＋α

8つの原則でガンを消し去る

この本を手に取った読者には、2つのタイプがあると思います。

一つは今まさにガンと闘っている人、あるいは手術はしたけれど再発が心配な人、あるいは家族にそういう人がいる人です。いわゆる「治療」のために済陽式食事療法を取り入れたい人。もう一つは、今まで一度もガンになったことはないけれど、ガンになりたくないので、その方法を知りたいという人でしょう。このタイプには、親族にガンで亡くなった人がいるとか、ガンが増えてくる中高年の人が多いと思います。いわゆる「予防」のために食生活を変えたいと考えている人です。

この章では、「治療」のための済陽式食事療法についてお話しします。「予防」については第6章で述べることにします。

治療のための済陽式食事療法は、すでにガンができている体、あるいは再発しやすいガン体質を、毎日の食事によって根本的に改善しようというものです。これまで述べてきたように、ガンの増殖を防ぐには、免疫力が十分に発揮される必要があります。それを食事で実現しようというのが、済陽式食事療法の考え方です。

済陽式食事療法は、専門的にいえば「栄養・代謝療法」の一種です。「代謝」については第2章の「ガンになる4つの原因」の一つ「クエン酸回路の障害」でも述べましたが、大事なことなので、もう一度詳しく話しておきます。

代謝というのは、体の中の化学反応です。食べ物から摂り入れられた栄養素は、代謝によって体の一部になったり、活動するためのエネルギーになります。例えば、食品に含まれるたんぱく質は、体内でアミノ酸に分解され、その一部が筋肉の材料になります。このプロセスも代謝の一つです。

また、私たちが活動するためにはエネルギーが必要です。そのエネルギーを作り出しているのは、細胞のミトコンドリアにある「クエン酸回路」という代謝経路です。クエン酸回路の代謝障害がガングリオーマというガンの原因になることは第2章で述べましたが、私はほかのガンにもクエン酸回路の代謝障害が関わっていると考えています。

代謝に必要な栄養素がなければ、正常な代謝は行われません。「ガン体質」というのは、必要な栄養素が十分入ってこないことによって代謝異常を起こしている状態といえます。そこで、代謝に必要な栄養、すなわち食べるものを変えて代謝を正常に戻し、ガン体質から抜け出すというのが済陽式食事療法の目的なのです。

私がガンの食事療法の研究を始めたのは18年ほど前のことです。そして試行錯誤を重ねながら、あとで詳しく述べる「8つの原則」を導き出しました。8つの原則を確立するために、私は洋の東西を問わず、先人たちのさまざまな食事療法について学びました。そして、それぞれの食事療法の主要な法則を見ると、共通点があることがわかってきました。

そこで、8つの原則のやり方を説明する前に、私がどのような食事療法を参考にしたかについてお話しすることにします。

食事療法の原点・ゲルソン療法とは

ゲルソン療法は、ガンの食事療法としては最も有名です。ドイツ生まれの医師、マックス・ゲルソン(1881～1959)によって創案されました。もともとは、ガンではなく結核の治療のためのものでした。

当時、結核菌は発見されていたものの、抗生物質による治療法が確立していなかったため、患者の8割は亡くなっていました。こうした結核の患者に食事療法を試したところ、患者は元気になり、症状が改善されることがわかりました。

この方法をゲルソンは約500人の結核患者に指導し、その結果、98%が治癒しました。8割の結核患者が亡くなっていた時代ですから、驚くべき治癒率です。

このとき、結核だけでなく、ガンを合併していた患者では、ガンも治癒しました。そこで、ゲルソンは、ガンの患者へも食事療法を指導するようになり、1930年代に、ガンの食事療法として確立しました。著書の『ガン食事療法全書』(徳間書店、原題『A Cancer Therapy』)は、現代でも、ガン食事療法のバイブル的な存在で、世界中で読まれています。

ゲルソン療法のポイントは、動物性食品、脂肪、塩分を徹底的に制限し、新鮮な野菜と果物を大量に摂ります。なかでも1日コップ13杯の搾りたての野菜・果物ジュースを飲むことが重要です。飲み方も決められており、起床時に1回200〜300ミリリットルずつ、1時間おきに13回に分けて飲まなければなりません。

済陽式食事療法を確立するにあたり、私はずいぶんゲルソン療法を参考にさせていただきました。ただし、ゲルソン療法には、玄米や大豆製品を禁止するなど、現代の栄養学から見れば疑問に思う点もあります。当時の時代的背景や地域性があったと思いますが、玄米や大豆製品は抗ガン食品としてすぐれているので、私は取り入れています。

生存率0％のガンを完治させた日本人医師

日本でゲルソン療法を有名にしたのが、精神科医の星野仁彦《ほしのよしひこ》先生です。星野先生は、大腸ガンの手術後、肝臓の2カ所に転移ガンが見つかりました。国立がんセンターのデータでは、2カ所転移の生存率は0％です。窮地に立たされた星野先生は、ゲルソン療法に自らの命を懸けることにしました。

しかしゲルソン療法は、通常の生活や仕事をしながらでは難しいことがわかりました。何よりも1日13回、搾りたてのジュースを1時間おきに飲むということが困難です。海外でもそういった事情があるようで、アメリカやメキシコには、入院してゲルソン療法を行う病院があります。そこで星野先生はゲルソン療法の原法を自分なりに簡略化して実践することにしました。

ジュースについては、1回500ミリリットルのジュースを1日3回以上としました。原法よりジュースの量が少なくなる分は、ビタミンC剤などを補給しました。また、ニンジンジュースにリンゴを加えて飲みやすくしたり、肉の代わりに食感が似ている大豆プロテインや小麦たんぱくのグルテンを用いるなどの工夫をしています。食塩、しょう油、みそ、ソースなど塩分を含む調味料は一切使うことができないため、レモン、酢、ニンニク、ハーブ、ハチミツなどで味付けしました。

星野先生は、この食事療法で自らのガンを治し、手術後20年以上たった今も再発はしていません。現在は精神科医としての仕事はもちろん、ガンの食事療法の啓蒙《けいもう》と普及のため、各地で講演会を催すなど精力的に活動されています。

私は、ガンの食事療法の研究を進める中で、星野先生にお目にかかることができました。お互いに治療例の情報交換をしたり、意見を述べ合ったりしており、共著で論文や書籍も出しています。この星野式ゲルソン療法からも多くのことを学びました。

日本で生まれた食事療法・甲田療法

日本にも伝統的な食事療法があります。医師の甲田光雄先生（１９２４〜２００８）が50年以上も指導を続けた「甲田療法」です。

もともと病弱だったという甲田先生は、胃腸炎や肝炎などの病気を抱えていました。そのため医学生時代、自分が学んでいる現代医学ではこの体を治せないのではないかと思うようになりました。そんなときに出合ったのが「西式健康法」でした。西式健康法は、西勝造（1884〜1959）が1927年に創始した健康法で、断食や生菜食療法、金魚運動などの独特の体操が特徴です。

甲田先生は西式健康法を実践し、断食を繰り返すことで自らの病をすべて克服しました。そして医師になってからは、自らの体験をもとに西式健康法を継承し、自らの工夫も加えて甲田療法（正式には「西式甲田療法」）として確立しました。この食事療法で、ガンはもちろん、潰瘍性大腸炎、脊髄《せきずい》小脳変性症といった難病を改善、治癒させています。

甲田療法の柱となるのは、断食や少食療法、玄米生菜食です。玄米生菜食は玄米と野菜を生で摂る食事療法で、玄米は粉にし、緑の野菜をすり鉢やミキサーでドロドロにした「青泥」や青汁、根菜のすりおろしを多量に摂ります。

私は甲田先生が亡くなる前にお目にかかることができ、たくさんのお話を聞かせていただきました。甲田療法とゲルソン療法は違うところもありますが、以下のところでは共通しています。

・動物性たんぱく質・脂肪の禁止
・塩分制限（甲田療法では自然塩なら適量可）
・大量の生野菜の摂取
・未精製の穀物（ゲルソン療法は全粒粉の小麦、甲田療法は玄米）

こうした共通点の中に、ガンの食事療法の核心があるのではないかと考え、自分の食事療法に取り入れていきました。

ちなみに、第1章で私の恩師であるトンプソン教授が、自らの前立腺ガンを私がすすめた食事療法で治した話をしました。このときは済陽式食事療法がまだ完成していなかったので、甲田先生から直接教えてもらったメニューを参考にしました。

なお、甲田先生が亡くなったあとも、甲田療法は先生のお弟子さんたちによって継承されています。

その他、参考にさせてもらった食事療法

済陽式食事療法は、ゲルソン療法や甲田療法のほかにも、さまざまな食事療法を参考に

しています。それらを簡単に紹介しておきます。

・マクロビオティック

食養家の桜沢如一（1893〜1966）が創案した玄米菜食を中心とする食養生《しょくようじょう》法です。現在は桜沢如一の流れをくむ久司道夫《くしみちお》氏らが普及に努めています。マクロビオティックは世界的に有名で、桜沢如一はジョージ・オーサワという名で知られています。主食は玄米、雑穀、全粒粉の小麦製品などで、副食は野菜、豆類、キノコ、海藻などを摂ります。肉や砂糖は一切摂取しません。

・栗山式食事療法

自然食研究家の栗山毅一（1889〜1986）が創案し、後継者の栗山昭男氏によって提唱されている食事療法です。生水、生野菜、果物の摂取を重視する自然食療法で、およそ100年の歴史があります。第1章で紹介したメイ牛山さんが実践していた食事療法で、メイさんのご主人がこの食事療法で膵臓ガンを治癒させています。

・ナチュラルハイジーン

１９３０年代、アメリカで起こった自然主義運動で、自然と調和したライフスタイルを重視しています。生の果物、野菜を中心とした自然食を摂ることで自然治癒力が正常化されるという考え方で、日本には松田麻美子氏が紹介し、現在も普及に努めています。

・ワイル式食事法

アメリカの有名な健康医学研究家であるアンドルー・ワイル氏が提唱する食事法で、全体食（分割や精製をしないで食べ物を丸ごと食べること）を提唱しています。また、日本の伝統食や地中海の日常食を理想的な食事として位置づけています。

・二木式健康法

東京帝国大学医学部内科教授だった二木《ふたき》謙三《けんぞう》（１８７３〜１９６６）が提唱した健康法で、玄米菜食と独特の腹式呼吸を柱にしています。死んだものでなく生きた新鮮なもの、動物よりは植物を摂取することを推奨し、玄米は完全食であるとしていました。

これらの食事療法もまた、ゲルソン療法や甲田療法のように、肉食の制限や生野菜の摂取など共通する部分が非常に多いことがわかります。こうした伝統的な食事療法に加えて、長寿食研究で知られる家森幸男《やもりゆきお》氏（京都大学名誉教授）の大豆イソフラボンに関する研究成果や、腸内細菌研究の第一人者、光岡知足《みつおかともたり》氏（東京大学名誉教授）の乳酸菌の研究成果なども参考にしました。

東西の伝統的な食事療法をベースにしつつ、最新のガン研究や栄養医学を取り入れ、現代の日本人の食生活で実践しやすいようにして、済陽式食事療法は完成しました。

ベジタリアンにはガンが少ない

ベジタリアン（菜食主義者）の中には、野菜のほかに卵と乳製品を摂るスタイルの人たちがいて、オボラクト・ベジタリアン（卵乳菜食主義者）と呼ばれています。

済陽式食事療法は鶏肉や魚介類は摂りますが、基本的にはオボラクト・ベジタリアンに近い食事です。あくまで品質のよいものに限りますが、卵や乳製品は摂ることをすすめています。

(図表 4-1) カリフォルニアの全住民と SDA の死亡原因の比較

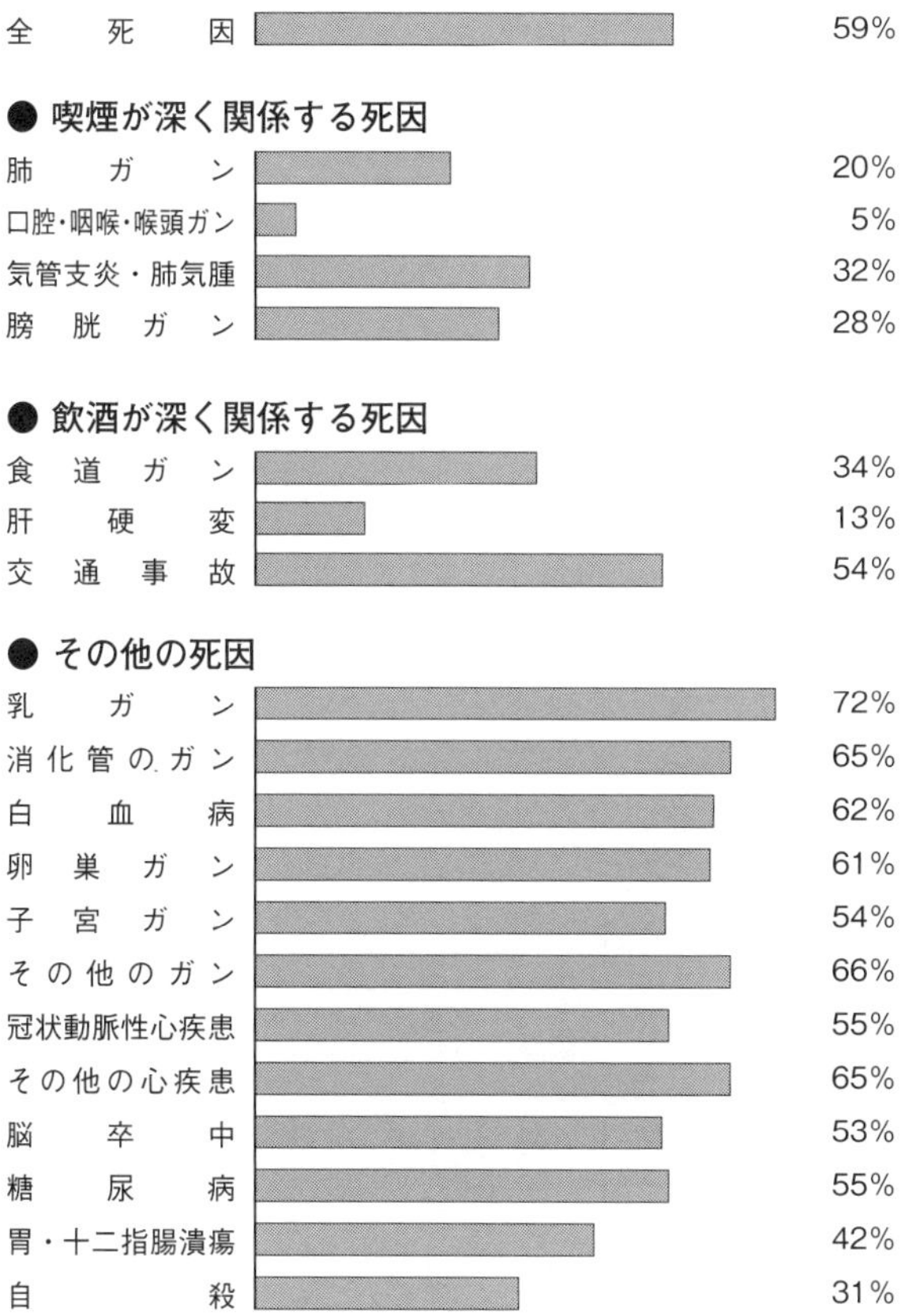

※1 SDA：セブンスデー・アドベンチストというキリスト教の一教派で
　オボラクト・ベジタリアン食と禁酒、禁煙を続けている。
※2 1958〜1965 年。全住民を 100 とした場合

『ロマリンダの長寿食』箕浦万里子著、自然の友社より

アメリカのカリフォルニア州にあるロマリンダ市では、オボラクト・ベジタリアン食が、さまざまな病気の発生を抑えることを証明しています。ロマリンダ市は人口1万人ほどの地域で、キリスト教・プロテスタントの一教派であるセブンスデー・アドベンチストという教団の信徒の街です。信徒は宗教上の理由から100年以上、オボラクト・ベジタリアン食と禁酒、禁煙を続けています。

その結果、さまざまな病気の発症率が、カリフォルニア州のほかの地域と比べると明らかに低いことがわかっています。これはロマリンダ大学が1958〜1965年にかけて行った調査で、やや古いデータではあるものの、同じ州に住みながら、食生活によってどれだけ病気の発症率が変わるかがわかる貴重なデータです。

カリフォルニア州の全住民を100とした場合、肺ガンは20%、つまり5分の1の発症率でした。また、目立つところを挙げると、肝硬変は13%、糖尿病55%、脳卒中53%、冠動脈性心疾患55%、子宮ガン54%となっています。

日本でも戦前までは肉食がきわめて少なく、玄米や雑穀米を主食に、野菜や海藻、少々の魚介類が副菜でした。アメリカがガン死亡率低下のために研究した「マクガバン・レポート」でも、精白米を常食する以前の伝統的な日本食は理想的な食事と絶賛されていました。それゆえ戦前までの日本人には、ガンが少なく、肥満も少なかったのです。済陽式食事療法は伝統的な食事に完全に戻るわけではありませんが、なるべくそれに近いところに戻ろうという考え方です。それによって、ガンだけでなく、生活習慣病のすべてが予防できる食事です。

これから、その具体的なやり方を紹介しますが、お読みいただければわかるように、かなり厳しい内容になっています。しかし、現在ガンを患っている方や再発が心配な方の体は正常な状態ではありません。体がガンを作る方向に向かっているのです。したがって、多少極端なぐらいの荒療治を施して、体を正しい方向へ引き戻さなければなりません。

済陽式食事療法は、現代医学では治療が難しいといわれた晩期ガンの方にも効果が期待できますが、手術、抗ガン剤、放射線療法などで治療することが可能なら、これらも積極的に受けるようにしてください。食事療法は現代医学を否定するものではありません。必要な医療を受け、外側からガンを攻撃し、内側からは食事療法でガンを潰していく、これが、ガンを消し、再発を防ぐための治療の基本になることを忘れないようにしてください。

8つの原則① 塩分を控える

ガンの発生原因の一つに塩分の過剰摂取があることは、これまで繰り返し述べてきました。そこで、まず第1の原則として塩分を控えます。といっても、普通の減塩とは違います。ガンの治療のためには限りなく無塩に近づけます。私が大いに参考にさせていただいたゲルソン療法も、「無塩食」が原則です。

このようなことをいうと、塩分を摂らないと健康を害するのではないか、と思う人もいるでしょう。塩に含まれるナトリウムは、私たちが生きていくための必須ミネラルですから、体からなくなってしまえば死んでしまいます。

しかし、体に必要なナトリウムは、天然の食品、とくに海藻や魚介類に必要な量は十分含まれています。日本で製塩が行われるようになったのは弥生時代ですから、縄文人は塩を調味料に使っていませんでした。また、海外のように岩塩がなく、海からしか塩が取れない日本では塩は貴重品で、江戸、明治の頃までは大量に使うことはありませんでした。

現代人は明らかに使いすぎです。

そこで、調味料としては塩をできる限りゼロに近づけます。塩分を含むしょう油、みそなどの調味料も同様に控えます。また、塩分の多いハムやソーセージ、カマボコやハンペンなどの練り製品、タラコやイクラなどの塩蔵品、漬物などは極力避けるようにします。

塩、しょう油、みそを一切使わないとなれば、料理はとても味気ないものになります。そこで、無塩でもおいしく食べられるように、コショウやニンニク、ショウガ、カラシ、ワサビ、シソ、カレー粉などで味をつけるようにします。洋風のスパイスやハーブを用いるのもよいでしょう。また、和食ならカツオ節やシイタケ、コンブなどの出汁を利かせるようにします。

しょう油がないとお刺身が食べられない人は、しょう油の代わりに酢やレモン汁を使うようにします。ちなみに、博多の中洲《なかす》においしい寿司屋があって、学会などで福岡に行ったときによく寄るのですが、その寿司屋ではしょう油はほとんど使わず、カボスやレモン汁で食べさせてくれます。とてもおいしく食べられます。

どうしても少しだけ塩分が欲しいという人には、減塩しょう油を同量の酢で割って使う方法をすすめています。減塩しょう油で塩分が半分になり、さらに酢で半分にするので、塩分は４分の１の量まで減らせます。舌が薄味に慣れてくれれば、この「減塩しょう油＋酢」

でも十分な塩気が感じられるようになるでしょう。

ただし、塩分が4分の1といっても、使いすぎれば減塩になりません。あくまでほんの少しだけ使うことがポイントです。基本はできるだけ無塩に近づけることを心がけてください。

8つの原則②　動物性たんぱく質・脂肪を避ける

塩分と同様、厳しく摂取を制限しているのが動物の肉です。これまで述べてきたように、動物性たんぱく質と動物性脂肪は、ガンとの因果関係がはっきりしています。とくに制限しなければならないのが牛肉、豚肉、羊肉、馬肉などの四足歩行動物の肉です。

仏教の影響で肉食を禁止していた日本に肉食文化が入ってきたのは明治以降で、さらに戦後は食の欧米化とともに、肉食が一気に加速しました。昭和30年頃の日本人の動物性脂肪の摂取量は、1日1グラム程度でした。それが現在では12グラムを超えています。それとともに、大腸ガンや乳ガン、前立腺ガンが増加してきました。

私はガンの患者さんに、少なくとも6カ月は牛肉や豚肉は食べないように指導しています。なぜ6カ月かというと、体質改善がある程度進むまでには、それくらいの期間が必要だからです。徹底的な食事療法で、ガンが消えやすい体質にして、その後は制限を少しゆるめて長く続けるというのが、私の考え方です。

6カ月間は牛肉や豚肉が食べられませんが、鶏肉は脂肪の少ないささ身や胸肉なら、週に1回程度食べてもかまいません。ただし、最もよく食べられているブロイラーは狭いケージで飼育するため病気になりやすく、それを防ぐためにエサに抗生物質を混ぜています。できれば自然に近い状態で放し飼いにされ、健康なエサで育てられた鶏の肉を選んでください。また、胸肉の皮は脂肪分が多いので食べないようにしてください。

卵は1日1個は食べてかまいませんが、これもブロイラーの卵ではなく、健康な鶏が産んだ質のよい卵を選ぶとよいでしょう。

イワシ、アジ、サバなどの青背魚も、週1回程度は食べてかまいません。魚に含まれる脂肪は不飽和脂肪酸です。動物性脂肪は飽和脂肪酸で、血中の悪玉コレステロールを増やして動脈硬化のリスクを高めます。これに対し、魚の不飽和脂肪酸は悪玉コレステロールを減らし動脈硬化を防ぎます。ただし、青背魚の血合いの部分に多いミオグロビンという成分は酸化しやすく、体に害があるので、避けるようにします。

ミオグロビンは魚の筋肉中にあって、酸素を貯蔵するたんぱくです。マグロやカツオなどの赤身の成分もミオグロビンですから、これらの赤身魚は牛肉や豚肉と同様、食べないようにします。

魚で一番よいのは白身魚のサケです。サケはピンク色をしていますが、白身魚に分類されます。サケのピンク色はアスタキサンチンという天然色素で、抗酸化作用があります。また、カレイやヒラメ、タラなどの白身魚もおすすめできます。

シジミやアサリ、ハマグリ、ホタテ、カキなどの貝類、イカ、タコ、エビなども少量は食べてかまいません。貝類やイカ、タコなどに豊富なタウリンという成分は、肝臓の働きをよくしたり、心臓や肝臓の血流を改善する働きがあります。

「少量」とはどれくらいの量なのかという質問をよく受けますが、これまで食べていた量の半分、普通に食べる量の半分が目安です。

8つの原則③ 新鮮な野菜・果物をたっぷり摂る

ガン患者の食事療法で禁止するのは塩分と動物の肉だけで、ここからは積極的に食べてほしい食品です。その中で最も重要なのが、大量の野菜と果物を摂ることです。

野菜や果物は、ガンを発生させる活性酸素を消去する抗酸化物質が豊富です。また、細胞を活性化して免疫力を高める酵素も含まれています。さらに野菜にはカリウムが多いので、細胞のミネラルバランスを保つ作用があります。第2章でも述べましたが、細胞内外のナトリウムとカリウムのバランスが狂うと、あらゆるガンになりやすくなります。しかも現代人は塩分の摂りすぎで、ナトリウム過多に傾きがちです。そこで、①の無塩とともに、カリウムを大量に摂って、バランスを取ることが必要なのです。

済陽式食事療法が参考にしたゲルソン療法や甲田療法、マクロビオティックなど、ほとんどの食事療法が大量の野菜、果物の摂取をすすめています。日本でも世界的な疫学者である国立がんセンターの平山雄先生が、野菜をあまり食べない人に比べて野菜を多く食べる人は、ガンの発生が少ないと述べています。アメリカの「ガン予防15カ条」でも、１日４００～８００グラムの野菜を摂ることをすすめています。

ガンになっていない人でも、これくらいの量は食べたほうがよいのですから、ガン患者は、もっと多量に摂らなければなりません。大量に摂るためには、ジュースにして飲むのが一番簡単です。そこで済陽式食事療法では、新鮮な野菜や果物のジュースを１・５リットル以上摂ることをすすめています。

生ジュースにして摂ることで、酵素もそのまま摂ることができます。植物の酵素は、加熱すると失活（活性を失うこと）するからです。また、野菜や果物に含まれるビタミンの中にも熱によって破壊されるものがあります。したがって、1日に摂る野菜や果物のうち、半分くらいは生サラダにして食べてもかまいません。

鶏肉や卵のように、野菜も健康に育てられたものを選んでください。無農薬や低農薬で栽培されたものを選ぶことをすすめています。

8つの原則④ 胚芽を含む穀物、豆、イモ類を摂る

私たちが普段食べている白米（精白米）は、玄米から胚芽とぬかを取り除いたものです。白米の栄養素のほとんどは炭水化物（でんぷん）です。軟らかいので食べやすく、エネルギーの供給源としてはすぐれていますが、それ以外の栄養素はそれほど多くはありません。

ところが、玄米を白米にする過程で捨ててしまった胚芽、ぬかには、ガンに対抗する豊富な栄養素が含まれているのです。また、パン、スパゲティ、うどんなどの原料になって

いる小麦粉も、普通に売られているものは、精製といって胚芽を取り除いてから粉にしています。

胚芽というのは穀物の芽の部分で、ここから発芽するので成長に必要な酵素や微量栄養素が豊富です。ビタミンB群やビタミンE、食物繊維、抗酸化物質のリグナンやフィチン、植物性エストロゲンなどが含まれています。ガンは代謝異常であり、正常な代謝を促すにはビタミンB_1が不可欠です。穀物の胚芽にはビタミンB_1が豊富なので、ガンの人が食べる穀物は玄米や未精製の穀物にしてほしいのです。

どうしても玄米は苦手という人は、発芽玄米や胚芽米を食べるようにしてください。胚芽米は玄米より食物繊維や酵素の量が少し落ちますが、胚芽の成分はしっかり含まれています。また、黒米や赤米、大麦、アワ、ヒエなどをブレンドした雑穀を利用する方法もあります。パンやスパゲティ、うどんを選ぶときも、未精製小麦（全粒粉小麦）で作られたものを選びます。

ただし、胚芽は農薬が蓄積されやすいという特徴があります。玄米や全粒粉小麦、あるいはそれらで作られたパンや麺類を購入するときは、無農薬や低農薬で栽培されたものを選ぶようにしてください。

炭水化物を含む食品としては、ジャガイモやサツマイモ、サトイモ、ナガイモなどのイモ類もおすすめです。イモ類も食物繊維やビタミン、ミネラルが豊富なので、おやつなどお腹が空いたときに食べるようにするとよいでしょう。イモ類も無農薬や低農薬のものを選び、ジャガイモやサツマイモは皮つきで食べるようにします。

また、豆類も毎日必ず食べるようにしてください。とくに大豆は豆腐や納豆などに加工されているので、メニューに取り入れやすいでしょう。先に述べたアメリカのデザイナーフーズ・ピラミッドで、ガンの予防効果がある食品がリストアップされました。その中で、大豆はニンニクやキャベツと並んで、ガン抑制食品のトップに挙げられています。

一方、欧米人に比べ、かつての日本人に乳ガンや前立腺ガンが少なかったのは、大豆製品を食べていたからだといわれています。その理由について、京都大学名誉教授の家森幸男先生によれば、大豆に含まれるイソフラボンは、女性ホルモンのエストロゲンと構造が非常によく似ており、ホルモン依存性のある乳ガンや前立腺ガンの予防効果が期待できるそうです。

8つの原則⑤ 海藻、キノコ類、ヨーグルトを摂る

海藻やキノコは免疫力を高める食品として知られています。海藻にはカリウムやカルシウム、ヨード、鉄などのミネラル、アルギン酸やフコイダンなどの食物繊維が豊富に含まれています。フコイダンは免疫力を高める物質の一つで、血液中で免疫を活性化するインターフェロンという物質を増やします。また、ヨードは甲状腺ガンの予防に役立ちます。

さらに海藻にはカリウムがナトリウムの２倍も多く含まれているので、細胞内外のナトリウムとカリウムのバランスを防いで、ガンの原因の一つである代謝異常を改善する働きがあります。

一方、シイタケなどのキノコ類にはβ《ベータ》グルカンという免疫活性成分が含まれています。最近はナノテクノロジーの進歩により、βグルカンを分子レベルの微粒子にすることが可能になりました。これを摂るとリンパ球が増え、免疫力が高まることがわかりました。臨床実験も行われ、進行ガンや再発ガンに効果があることが認められました。こうしたキノコの成分を摂るために、キノコを毎日積極的に食べてほしいのです。

りまた、ヨーグルトなどに含まれる乳酸菌は、腸内環境を整えて免疫力を高める作用があります。

人間の腸の中には100種類以上（500種類という説もある）、100兆個もの細菌が棲んでいます。それらは、体によい働きをする善玉菌、腸内で有害物質を作り出して体に害を与える悪玉菌、さらにどちらか優勢なほうに味方する日和見菌《ひよりみ》に分類されます。

それらの細菌は腸の中でナワバリを作りながら、勢力争いをしています。悪玉菌が優勢になると日和見菌も悪玉菌に味方するため、善玉菌のナワバリは狭められてしまいます。逆に善玉菌が優勢になれば日和見菌を味方につけて、悪玉菌の害を減らすことができるのです。

赤ちゃんの腸内はほとんど100％が善玉菌で、離乳食を摂り始めた頃から悪玉菌が増え始めます。そして成人になるにしたがって悪玉菌が優勢の人が増えてきます。

その原因の一つとして、動物性たんぱく質の摂取が疑われています。また、加齢やストレスも悪玉菌を優勢にします。ガン患者さんは病気であることがストレスになるので、腸内環境をさらに悪化させてしまいます。

そのため、食品に含まれる乳酸菌を摂取する必要があるのです。乳酸菌を直接補充し、腸内を善玉菌優位にさせるのです。乳酸菌は代表的な腸内善玉菌で、ビフィズス菌やラクトバチルス菌、ブルガリア菌、ガゼリ菌など乳酸を作り出す腸内細菌の総称です。いずれもヨーグルトに豊富に含まれています。

ヨーグルトで乳酸菌を摂っても、胃酸で菌が死滅するので効果がないという説がありますが、生きたまま腸の中に届くものもあります。また、最近では乳酸菌は生きていても死んでいても、免疫を活性化することがわかってきています。

腸の中は、免疫細胞が体の中で一番多く集まっています。善玉菌が優勢になり、腸内細菌のバランスがよくなると、免疫細胞を刺激してリンパ球を増やし、免疫力を高めます。また、死菌に含まれる菌体成分にも免疫系を刺激する働きがあり、ＮＫ細胞（ナチュラルキラー細胞）を増やすのです。ＮＫ細胞は、ガンの原因となる異常な細胞を見つけて処理する免疫細胞です。

ガン体質を変えるためには、１日に３００グラム以上のヨーグルトを摂るのが理想です。それだけの量はどうしても食べられないという人でも、最低２００グラムは食べるようにしてください。

8つの原則⑥ ハチミツ、レモン、ビール酵母を摂る

ハチミツは古くから滋養強壮の食べ物として利用されてきました。また、ハチミツには強い殺菌力があります。そのため、食用だけでなく、昔からケガなどの傷の手当てに用いられてきました。現在もハチミツは口内炎の治療薬として「日本薬局方」（厚労省が定めた医薬品の規格基準書）に掲載されています。

ハチミツの甘さは、果糖やブドウ糖です。果糖の量が多いので、砂糖ほど血糖値は上昇しません。それ以上に注目したいのは、ハチミツに含まれているビタミンやミネラル、有機酸などの豊富な栄養素です。とくにミツバチが代謝して作り出す有機酸には、抗ガン作用があることが知られています。ミツバチの有機酸は、グルコン酸、乳酸、クエン酸、リンゴ酸、コハク酸などで、これらがクエン酸回路の代謝異常を改善する効果が期待できます。

こうしたことから、私は患者さんに、1日大さじ2杯のハチミツを摂るように指導しています。しかしハチミツの中には蜜を摂る花が農薬に汚染されていたり、保存料が添加さ

れているものもあります。できるだけ混ざりもののない、品質のよいものを選ぶようにしてください。

レモンはビタミンC、ポリフェノール、クエン酸が豊富に含まれています。レモンのポリフェノールはエリオシトリンと呼ばれ、活性酸素を消去する抗酸化作用があります。それによって悪玉コレステロールの酸化を防ぎ、動脈硬化を予防するだけでなく、ガン発生予防の効果も発揮します。

クエン酸はクエン酸回路を正常にするために不可欠の栄養素であるばかりか、ミネラルの吸収をよくする働きがあります。カルシウムや鉄はそのままでは体に吸収されにくいのですが、クエン酸はこれらのミネラルを包み込んで、吸収しやすくしてくれます。これをキレート作用といいますが、それによって体に必要なミネラルを効率よく摂ることができます。レモンは1日2個を目安に摂ってください。

ビール酵母（エビオス錠）は食品ではありませんが、酵母を摂るために、ガン患者さんにすすめています。酵母はアミノ酸の組成から見ると、動物性たんぱく質と植物性たんぱく質の中間的な存在です。そのため四足歩行動物の動物性たんぱく質のような害がなく、また植物性より動物性に近いため、アミノ酸バランスがよいのが特徴です。

ビール酵母は、人体に不可欠な必須アミノ酸のすべてを含んでいます。ガンの食事療法では動物性たんぱく質が厳しく制限されるので、ビール酵母を摂ってアミノ酸のバランスをよくしてあげるとよいのです。ビール酵母は、1日20錠摂るようにすすめています。

8つの原則⑦ 油はオリーブ油、ゴマ油、ナタネ油にする

済陽式食事療法で、四足歩行動物の肉を禁止するのは、動物性たんぱく質だけでなく、動物性脂肪も制限しなければならないからです。脂質は植物性を中心に摂ってほしいのですが、植物性油脂についても気をつけなければならないことがあります。

植物性油脂は、四足歩行動物の飽和脂肪酸と違って、常温で液体になる不飽和脂肪酸です。さらに不飽和脂肪酸は、原子の二重結合の数によって、n－3系（オメガ3系）、n－6系（オメガ6系）、n－9系（オメガ9系）に分類されます。

n－3系の脂肪酸で代表的なのはα《アルファ》リノレン酸で、亜麻仁《あまに》油、シソ油、エゴマ油に多く含まれています。また、植物性油脂ではありませんが、魚の油として知られるDHA（ドコサヘキサエン酸）やEPA（エイコサペンタエン酸）もn－3系です。DHAやEPA

（図表4-2）　おもな脂質の種類と、それを多く含む食品

脂質
- **飽和脂肪酸**　※常温で固体
  - → 牛脂、ラード、バター、ココナッツ油など
- **不飽和脂肪酸**　※常温で液体
  - **n-9系脂肪酸（オメガ9）**　オレイン酸を多く含む
    - → オリーブ油、キャノーラ油、紅花油など
  - **n-6系脂肪酸（オメガ6）**　リノール酸、ガンマリノレン酸を多く含む
    - → ヒマワリ油、大豆油、月見草油、コーン油など
  - **n-3系脂肪酸（オメガ3）**　αリノレン酸、EPA、DHAを多く含む
    - → 亜麻仁油、シソ油、エゴマ油、青魚など

は、脳の働きをよくしたり、悪玉コレステロールを減らすといった働きがあることで注目されましたが、植物性油脂のαリノレン酸は体内でDHAやEPAに転換されて利用されます。

n-6系の脂肪酸の代表はリノール酸で、コーン油やヒマワリ油、綿実油《めんじつゆ》、古いタイプのサフラワー油に多く含まれています。

n-9系で代表的なのはオレイン酸で、オリーブ油に多く含まれています。また、ゴマ油やナタネ油はリノール酸も含みますが、オレイン酸の含有率が高い油です。

現代人の食生活ではn-6系の脂肪酸が多くなっています。n-6系は酸化しにくく、工業化しやすかったのが理由ですが、スナッ

ク菓子やインスタント食品、レトルト食品やお惣菜《そうざい》、外食に使われている油はn－6系が圧倒的に多いのです。n－6系は必須脂肪酸ですが、摂りすぎるとアレルギーや動脈硬化、大腸ガン、乳ガンなどのリスクを高めます。

一方、n－6系と反対の性質を持つのがn－3系で、n－6系の危険因子を中和してくれる働きがあります。

脂肪酸の摂取はこのバランスが大事で、n－6とn－3の比率は4対1で摂るのがよいとされています。しかし、日本人の多くは10対1くらいの比率でn－6系を多く摂ってしまっているようです。

そこで、このバランスを理想に近づけるため、n－6系の脂肪酸を控えてn－3系を意識して摂る必要があるのです。とくに、ガンの患者さんには、亜麻仁油やエゴマ油を積極的に摂ることをすすめています。ただし、n－3系は熱を加えると酸化しやすいので、生のまま野菜にかけるなどして利用します。一方、加熱用には酸化しにくいオリーブ油やゴマ油を使うようにしましょう。

また、前章で述べたように、マーガリンやショートニングに用いられているトランス脂肪酸は摂らないようにします。トランス脂肪酸は植物性脂肪酸に水素を添加して作られる人工の油脂で、ガンとの関係が大いに疑われています。ガンの患者さんは、トランス脂肪酸を絶対に避けるようにしてください。

8つの原則⑧ 飲み水は自然水にする

人間の体の約60％は水分で、さまざまな代謝に必要な成分です。成人の体内では1日に2リットル前後の水が使われ、入れ替わっているといわれます。その水をどうやって摂るかは大きな問題です。

日本の水道水は、世界的に見てもきれいで安全だといわれていますが、殺菌のための塩素を含んでいます。塩素は活性酸素を発生させ、発ガンリスクを高めます。また、トリハロメタンなどの発ガン物質が含まれていることもあります。さらにだいぶ減ったとはいえ、鉛の水道管もまだかなり残っています。ここから溶け出す鉛も発ガン物質です。高性能の浄水器を使ったとしても、これらの有害物質を完全に除去することは難しいでしょう。

代謝が活発で免疫力が高い若い人なら浄水器を通した水道水で大丈夫ですが、高齢者やガンの人は水道水を飲むべきではありません。

そこで、調理などで加熱する水以外は「自然水」にすることをすすめています。近くに湧水などが汲める環境にある人はいいのですが、普通はペットボトルに入った水を購入することになると思います。ペットボトル入りの自然水には、

①ナチュラルウォーター（特定の水源の地下水を濾過《ろか》、加熱殺菌したもの）
②ナチュラルミネラルウォーター（天然のミネラルが溶け込んだ地下水で加熱殺菌されていないもの）
③ミネラルウォーター（複数のナチュラルミネラルウォーターを混ぜるなどしてミネラル成分を調整し、濾過、加熱殺菌したもの）
④ボトルドウォーター（蒸留水など地下水以外の水を原料として加熱殺菌したもの）

の4種類があります。ガン患者には、加熱殺菌していない②のナチュラルミネラルウォーターをすすめています。ペットボトル入りの自然水のラベルにはどのタイプかが表示されていますから、確かめてから購入するようにしてください。

済陽式食事療法を行っている人は、大量の野菜ジュースを摂るので、のどがあまり渇か

ないかもしれませんが、飲むときは必ず自然水にします。飲み方としては、緑茶にして飲むのがおすすめです。緑茶は殺菌作用があり、食中毒の予防やインフルエンザの感染予防の効果が報告されています。また、緑茶を1日10杯以上飲む人は、ガンになる人が少ないという疫学調査もあります。

済陽式食事療法の原則＋α

済陽式食事療法の8つの原則は以上ですが、断酒と禁煙も併せて実行してください。ガン患者さんでタバコを吸っている人はいないと思いますが、タバコは40種類以上の発ガン物質を含み、百害あって一利なしです。やめられない人は、禁煙外来を受診するとよいでしょう。

また、健康な人なら適量のお酒は体によいといわれますが、ガン患者さんは体質が改善して、病状がよくなるまでは禁止です。病状が落ち着いてくれば、週に1度くらいの飲酒はできるようになります。それを励みにして、少なくとも半年から1年は断酒を続けるようにしてください。

第5章

この〝ひと工夫〟が食事療法の効果を高めてくれる

自分や家族がガンとわかったら……

ガンとわかったらどうするか

もし、自分がガンとわかったら、あるいは家族がガンと診断されたら、どうすればよいのでしょうか？　この本を読み、食事療法に関心を持っていただいたのであれば、ガンの病期にかかわらず、食事療法を始めてみてください。

その場合のやり方は、第4章にまとめた済陽式食事療法の8つの原則を参考にしてください。もちろん、現代医学で治療できる方法があれば、それも並行して受けるようにします。

ガン治療の基本は手術です。私は手術で取れるガンであれば、迷わず手術すべきだと思っています。ガンを切除してしまえば、もはやガンは増殖できません。早ければ早いほど手術は有効で、胃ガンを例にとると、ステージⅠで見つかれば5年生存率（ガンが完治したとみなす目安）は98％、すなわちほとんどの人が完治するのです。

早期ガンであれば、口から内視鏡を入れてガンを切ったり、もう少し進行していても、お腹に小さな穴を空けて、そこから腹腔鏡《ふくくうきょう》を入れて手術することもできます。お腹を大きく切り開く必要がないので、体への負担も少なく、免疫低下の影響も最小限に抑えられます。

ただし、ガンの治療は手術で終わりということではありません。ガンには、再発や転移という不安がつねにつきまといます。ガンが発生したということは、その人の体が「ガン体質」になっているということです。手術後は、そうした体質を改善し、再発や転移を防ぐために食事療法を行う意味があります。再発や転移は、ガンのステージが上がるほど起こる可能性が高くなりますから、手術をした人は、その直後からでも食事療法を始めてもらいたいと思います。

私のクリニックでの食事指導

済陽式食事療法のやり方については、第4章に「8つの原則」としてまとめましたし、レシピを載せた書籍も多数出版されているので、それらを参考にしていただければ、ご自分で始めることができると思います。できれば医師と相談しながら行ったほうがよいのですが、食事療法に理解がある医者はまだまだ少ないのが現状です。

私が院長を務める西台クリニックでは、ガン治療中の患者さんやその家族のために「ガン食事療法指導」を行っています。

この相談は、主治医が行う治療との併用が条件で、紹介状が必要です。そうしないと、主治医のもとでの診療情報を提供してもらえないからです。つまり、主治医に食事療法の指導を受けたいということを話さなければなりません。

しかし、なかには主治医が食事療法に理解があるかどうかわからないので、話しにくいという患者さんがいます。この問題について、少しお話ししたいと思います。

主治医にいいづらいという気持ちもわかりますが、それほど心配する必要はありません。西台クリニックには、ガン専門病院から紹介されている患者さんも数多くおり、かたくなに食事療法を否定する医者は少ないと思います。とくに進行ガン、晩期ガンの患者に対しては、主治医も有効な治療が難しいので、簡単に紹介してくれるはずです。話を切り出しにくければ、私の著書を主治医に見せて、「この先生のセカンドオピニオンを受けたいから紹介状を書いてください」と頼むのがよいでしょう。

ガンは命を失う可能性がある重い病気ですから、手術するかどうかなど、重大な決断をするとき、別の専門医の意見を聞きたいというのは患者さんの当然の権利です。医者も患者さんがセカンドオピニオンを希望するのを止めることはできません。「主治医に失礼かな？」などと思わずに、お願いしてみましょう。

私のほうも、主治医と連携しながらでないと、患者さんの病態を正確に把握することができませんし、その患者さんに最も適した食事療法の指導ができません。また、主治医が行う抗ガン剤などの治療法に対してアドバイスすることもできません。現代医学による治療と食事療法の相乗効果を最大限に引き出すためにも、主治医との連携が必要です。

なお、西台クリニックで、ガン食事療法指導を受ける場合は、まずＰＥＴ検査を受けていただくことにしています。ガンがどれくらい進行しているか、どこに転移しているのかを正確に把握するには、ＰＥＴが最もすぐれているからです。

ＰＥＴとは、ポジトロン・エミッション・トモグラフィーの略で、日本語では陽電子放射断層撮影と訳されます。ガン細胞は正常細胞に比べて３～８倍のブドウ糖を取り込む性質を持っています。そこでブドウ糖に近いＦＤＧという造影剤を患者さんに注射します。そして、ＰＥＴで撮影すると、ガンのあるところがわかるのです。ＰＥＴは１回の検査で全身のチェックができるので、遠隔転移なども正確に知ることができます。

もちろんＰＥＴといえども万能ではありませんが、現時点において、ＰＥＴ検査は、ガンの全貌を把握するのに最もすぐれた診断法です。ガンの早期発見にも効果があるので、ガンの定期検診としてもPET検査はおすすめです。

野菜・果物を用いるときの注意点

私の指導がなくても、済陽式食事療法をやってみたいという人は、本を参考にしながら実践しても、まったく問題ありません。食事療法には副作用がないので、どんな治療法とも併用できます。むしろ免疫力を高めるので、抗ガン剤や放射線の副作用を軽くする効果が期待できます。

済陽式食事療法を行うために、特別な道具は必要ありません。しいていえば、多量の野菜・果物ジュースを作るためのジューサーが必要です。ミキサーでもジュースは作れますが、野菜などの細胞を破壊して酸化を早めるので鮮度が落ちやすいといわれています。そこで、10年前からジューサーをすすめる指導を行ってきました。

さらに、ジューサーには高速のスピンタイプと、低速のスクイーズタイプがあります。スクイーズタイプは細胞の破壊が少なく、酸化しにくいことがわかっています。女子栄養大学が両タイプのジューサーで作ったジュースを30分おいて、どれくらい酸化しているか比較したところ、スクイーズタイプのほうが酸化度が低いことがわかりました。また、スクイーズタイプは、ビタミンやミネラル、酵素といった栄養素の破壊も少なくてすみます。そこで、進行ガンや晩期ガン、治療が難しいガンの患者さんにはスクイーズタイプをすすめています。

ただし、大量のジュースを急いで作るには、スピンタイプのほうが向いています。その場合は、酸化のリスクを減らすため、作ったら時間をおかずに飲むようにしてください。ジュースを作るのは、とても手間がかかります。ご自身、あるいは家族がやれる範囲内で、できるだけ効果的かつ継続できる方法を探すとよいでしょう。

次にジュースに用いる野菜や果物は、「８つの原則」でも述べたように、無農薬か低農薬のものを使用してください。ガン体質を改善するには、できるだけ農薬で汚染されていない食材を選びたいからです。これは玄米、イモ類、レモンなど、ほかのすべての食材にいえることですが、ジュースは生で摂るので、とくに汚染の少ないものを使ってください。

最近は無農薬や低農薬の食材を扱う自然食の店が増えてきましたが、地方などでは入手しにくい人もいるでしょう。そうした人は、インターネットの通信販売を利用すれば、宅配便で届けてくれます。私が患者さんにすすめているのは、千葉県の医聖会の食材で、済陽式食事療法のベースの一つになっているゲルソン療法のグループの人たちに評価されるほど安全な野菜や果物を扱っています。季節の旬の野菜をセットにして、定期的に送ってくれるサービスもあります。

無農薬や低農薬の野菜や果物をどうしても手に入れられない人は、一晩水に浸けるようにしてください。前の晩に翌朝ジュースにする食材を水に浸けておくのです。水に浸けるとビタミンCが破壊されるという人がいますが、それに関するはっきりしたデータはありません。リンゴなどは一晩水に浸けたあと、よく洗い、半分皮をむいて、半分は皮つきのまま使うように指導しています。

また、レモンは輸入品が一般的で、国産品より値段も安いのですが、ポストハーベストという農薬が使われています。青い状態でもいで、日本に着く頃に黄色になるように、上《うわ》薬《ぐすり》をかけているのです。それが皮にこびりついているので、一晩水に浸けたあと、タワシなどで表面をよくこすり洗いし、さらに皮を厚めにむいてから、ジューサーで搾って飲むように指導しています。

何より大事な家族のサポート

済陽式食事療法は外食ではできないので、すべて手作りすることになります。男女差別をするわけではありませんが、今の日本では料理を作るのはほとんど女性で、男性は料理が苦手という人が多いのが現状です。そのため夫婦の場合、旦那さんがガンになったときは、奥様の協力がとても大事です。第４章で紹介した星野仁彦先生も、奥様が毎日ジュースを作り、料理を作り続けたことで、晩期ガンを完治させることができました。

もちろん私が食事療法の指導をした男性患者さんも、結婚されている方は、奥さんがメニューを考えて作っているケースがほとんどです。そして食事療法でガンを治した男性患者は、「一生懸命に食事を作ってくれた妻のおかげです。私は食べるだけでした」といった感謝の言葉を奥様に述べています。実際、料理上手な奥様がいると、男性の食事療法は成功しやすいのは事実です。

逆に奥様がガンで体力を消耗していたら、旦那さんが料理を作ってあげなければならない場合もあるでしょう。野菜・果物ジュースを毎日大量に作るのはとても大変ですから、それをやってあげるだけでも奥様は助かります。

こうした家族の協力は、単に料理を作るだけにとどまりません。ガンの食事療法の効果が表れるには数カ月かかります。患者さんは不安なまま毎日を過ごしています。ときには「食べたいものをがまんして、はたして本当に効果があるのだろうか？」といった疑念を持つこともあるでしょう。そうした患者さんの心の不安をサポートしてあげるのも家族の大切な役割なのです。

独身者に多いのですが、黙々と食事療法を続けていると、どうしても独りよがりになりがちです。本当はまだ食事療法を続けなければならないのに、もういいだろうと気をゆるめてしまうことがあります。しかし、それによって再びガン体質に引き戻されて再発してしまうことがあるのです。家族がいると、そうした独りよがりを第三者的な立場から、「もう少しがんばりましょうね」と忠告してあげることができます。

ところで、ガンの食事療法を始めると、パートナーも同じ食事を摂って一緒にがんばるという方がいます。それはしないほうがよいと私は思います。

ガンの食事療法は時間がかかります。健康な人までそれにつきあっていては、それがストレスになってしまいます。私は食事療法の指導をするとき、「患者さんには患者さん用の食事を作って、ほかの家族はおいしいものを食べなさい」といっています。

具体的な例として、2リットルのよい出汁を取ります。それを2つに分けて、1リットルは患者さんのために使います。カツオ節やシイタケ、コンブなどコクのある出汁を利かせると塩分なしでもおいしく食べられるので、患者さんはその出汁のみで味付けしたものを食べます。もう1リットルの出汁には、しょうゆ油などで好みの味付けをして家族が食べます。

家族のサポートといっても、家族全員がストイックになる必要はありません。サポートが長く続けられるように上手に行ってください。

独身者の場合、こんな取り組みが効果を生む

このように、家族のサポートは食事療法を成功させるために、とても大事な要素です。では、独身者はどうすればよいのでしょう。私がこれまで食事療法を指導した経験からいうと、女性は独身でも成功しています。問題は料理が苦手な独身男性です。まず、料理に慣れるというところから始めないといけないので、なかなか大変です。

西台クリニックでは定期的に済陽式食事療法のための料理教室を開いていますが、これに参加するのもよいでしょう。

こうした料理教室は東京だけではありません。福岡県の博多にある古川クッキングスクールでは、「済陽式食事療法クラス」という料理教室が開催されています。校長の古川年巳先生が私の志に賛同して始めてくれたのですが、ここなら包丁を握ったことがない男性でも一から教えてもらえます。

また、こうした料理教室にはガン患者が集まりますから、ガンの治療に関する情報交換を行ったり、お互いに励まし合うといったメリットがあります。先に述べたように、第三者的な立場からの忠告も期待できます。こうした料理教室が全国規模で広がれば、独身者も食事療法に取り組みやすい環境ができてくるでしょう。

独りよがりにならないということでは、「ガン患者会」などに参加するのも一つの方法です。全国にいろんな会がありますが、インターネットで調べれば、自分が住んでいる地域の近くにある会を見つけることができます。こうした場所で食事療法のメニューやアイデアの情報交換をするのもよいでしょう。ガン患者の仲間ができることで、長く続く闘病中の不安とうまく付き合えるようになります。

済陽式食事療法は、半年から1年は、8つの原則を厳密に守って続ける必要があります。もちろん、それによってガンが消えれば、様子を見ながら少しずつ食事療法をゆるめることが可能です。

それでも決して油断は禁物です。再発の兆候があれば、ただちに厳しい食事療法に戻さなければなりません。もう治ったからと油断して、ガンになる前と同じように濃い味付けで、肉を好きなだけ食べ、お酒をたくさん飲む生活に逆戻りすれば、体が再びガン体質に引き戻され、再発してしまいます。こうしたことを防ぐためにも、家族や仲間のサポートが大事になってくるのです。

初期の胃ガンなら手術なしで消失することも

具体的な症例をいくつか紹介することにしましょう。まず、かつて日本人で最も多かった胃ガンの例です。

50歳の男性、Kさんは、2008年の会社の健診で胃潰瘍と診断されました。薬を2カ月ほど飲んでいましたが、よくならないので内視鏡で胃粘膜の組織を取って生検を行ったところ、ステージIの早期ガンだということがわかりました。私の患者さんだったので、手術するかどうかを検討しました。

急いで外科治療をしなければならないほどではないし、Kさんも切らずにすむならそうしたいというので、3カ月ほど食事療法を徹底させて様子を見ることにしました。もし食事療法の効果がなかったとしても、3カ月後であれば、手術は開腹せずに腹腔鏡で行うことができるという判断からでした。

Kさんは6月から食事療法を始めました。酒、タバコ、コーヒーなどの刺激物を一切やめ、野菜ジュースを飲みました。仕事が忙しかったので、Kさんの場合は手作りジュースではなく、市販の減塩野菜ジュースを1日1リットル飲みました。

昼は会社で無脂肪のプレーンヨーグルト500グラムと野菜ジュース。外回りで外食をしなければならないときは、コンビニで野菜ジュースとサラダを購入し、公園で食べるといった工夫をされていました。夜の接待も事情を話し、自分は酒の代わりにウーロン茶を飲み、サラダや冷奴《ひややっこ》などのつまみでしのいだということです。

月に1回、内視鏡で組織を取って生検していましたが、しだいにガンは縮小し、半年たった2008年12月の検査では、完全に消えていました。その後も検査を続けていますが、異常は見られません。しかし、まだ再発の危険性が１～２割はあるので、それを本人に伝えています。

再発を防ぐため、Ｋさんは食事療法を続けました。ガンが消えてからしばらくたった２００９年４月、そろそろ食事療法をゆるめてよいとアドバイスしましたが、今も野菜中心で、肉はあまり食べない生活を続けているようです。

また、Ｋさんはこの食事療法でメタボリック・シンドロームも改善しました。77キロあった体重が約半年で65キロまで減ったのです。この効果も食事療法を続けるモチベーションになったようです。

誤解しないでほしいのですが、これは早期ガンなら手術しなくてもよいということではありません。Ｋさんの場合は、医療機関で治療方針を検討し、経過を見ながら、いざというときは手術するということで食事療法を開始しました。

ガンが発見され、手術はイヤだからと自分で勝手に食事療法を始める人がいますが、そうしたケースとはまったく違います。早期ガンであれば、手術なしで消えてしまうこともあるという一例です。

乳ガンの骨転移がこの食事の工夫で消えた

次は乳ガンです。女性がかかりやすいガン第1位で、30歳代から急増し、40～50歳代の女性にとくに多く見られます。現在の日本人女性の乳ガン罹患率は18人に1人（「がんの統計'09～累積がん罹患・死亡リスク」財団法人がん研究振興財団）で、年々増加傾向が見られます。

さて、48歳の女性、Mさんは2005年に乳ガンが見つかり、大学病院で手術をしました。Mさんは乳房を全摘出するハルステッド術ではなく、腫瘍のみを切除する乳房温存術を選びました。最近は美容的なこともあり、乳房温存術が多くなりましたが、全摘出と比べて生存率に差はないというデータがあります。

しかし、Mさんの場合は、3年後の2008年に乳ガンが再発してしまいました。そこで再び乳房温存療法で手術したところ、乳房以外に転移していることがわかりました。

転移は背骨の第4腰椎《ようつい》と第5腰椎です。乳ガンで骨転移すると、これまでの例から見ると7～8割は骨転移が進行し、骨が破壊され、寝たきりになってしまいます。それをなんとか食い止められないものかと、Mさんは私のところに相談に来ました。

Mさんはただちに済陽式食事療法を開始し、毎朝手作りの野菜・果物ジュースを飲み、調理に塩は一切使わず、牛肉や豚肉を摂らない生活を続けました。同時に医療機関では抗ガン剤の治療も並行して行いました。Mさんの食事療法は3年にもおよびましたが、熱心な食事療法のおかげで、腰椎のガンは完全に消えてしまいました。最新の画像診断は２０１２年１月に行っていますが、ガンは消えたままです。

まだ再発する可能性もゼロではないため、Mさんは今も済陽式食事療法を続けています。私の外来の受診も継続しているので、今後も様子を見ながらアドバイスしていくことになると思います。

肝硬変を併発した肝臓ガンまでも改善

肝臓ガンの直接の原因はウイルス感染です。55歳の男性、KさんはC型肝炎ウイルスに感染しており、20年ほどかけて、ガンが成長したと思われます。ガンが発見されたときは、肝臓に４カ所の腫瘍が見つかったほか、肝硬変を併発していました。今までの例では、手の施しようがなく、大学病院でも肝移植しか治す方法がないといわれたそうです。

肝臓ガンは、ほかの部位のガンのように、抗ガン剤を使うことができません。というのは、肝臓は薬物の代謝を行う臓器なので、抗ガン剤のような強い薬を用いると、肝臓そのものも大きなダメージを受けてしまうからです。肝硬変を併発していれば、肝臓の機能がだいぶ低下しているので、なおさら抗ガン剤が使えません。

そこで、私のところに相談に来たKさんに対し、徹底した食事療法の指導を行うとともに、比較的肝臓への負担が少ない動脈塞栓術《そくせんじゅつ》を行うことにしました。これはカテーテル（細い管）を肝臓の動脈まで挿入し、そこに動脈を塞ぐ薬を注入する治療法です。それによって、ガンは動脈から栄養を摂ることができなくなります。いわば、ガンを「兵糧《ひょうろう》攻め」にしてしまうのです。さらに、ガンをラジオ波という電波を使って焼き切るラジオ波療法も併用しました。

Kさんも食事療法はずいぶんがんばり、大量の野菜ジュースと無塩食を中心に、済陽式食事療法をほぼ完璧に続けていました。その結果、肝機能値のAST（GOT）が151から57、ALT（GPT）が173から42（基準値はいずれも35以下）、γ《ガンマ》－GTPは420から64（基準値50以下）へと劇的に改善しました。また、肝臓ガンの代表的な腫瘍マーカー（ガンの進行具合を判定する指標）であるＡＦＰは、１７９・５ng／mlから39・8 ng／ml（基準値は10 ng／ml以下）へと激減しました。

そして、ＰＥＴ検査を行うと、４つあった腫瘍のうち３つが完全に消え、残る１つも縮小しました。肝硬変はほぼ治癒し、肝臓ガンも大幅に改善しましたが、ガンは残っているので、Ｋさんは今も食事療法と治療を継続しています。

女性死亡率1位の大腸ガンにも朗報

大腸ガンは日本では女性の死亡数が最も多いガンです。53歳の女性・Ｙさんは、２０１０年6月、便秘と下痢を繰り返すようになりました。7月末に近所の消化器内科で内視鏡検査を受けたところ、６・３センチもある直腸ガンが見つかりました。さらに大学病院で精密検査を受けると、転移はしていないものの、ガンが骨盤に浸潤《しんじゅん》しており、手術は困難であることがわかりました。

ほかの臓器への影響を考えると放射線治療も難しいため、抗ガン剤で治療することになりました。しかし、抗ガン剤の副作用がひどく、免疫力が低下し、白血球数が急激に減少するなど、治療は順調に進みませんでした。

その頃、Yさんのご主人が私の本を購入し、それを見ながら自分なりに食事療法を始めたそうです。その効果もあったのか、2010年11月の検査では、ガンの縮小が認められました。その後、西台クリニックに来院したのでPET検査を行ったところ、ガンは4センチであることがわかりました。私は食事療法をもっと徹底するように指導しました。

Yさんはそれまで市販の野菜ジュースを飲んでいましたが、それからは手作りするようになり、抗ガン剤投与のために入院するときも、病室にヨーグルトや納豆を持ち込んでいました。調理に塩は一切使わず、食事療法をがんばりました。

本格的に食事療法を始めると、抗ガン剤の副作用が軽くなり、腫瘍マーカーも改善されてきました。2011年1月にはCEAという腫瘍マーカーが基準値になりました。2月にMRIとCTの検査を受けると、ガンは画像的に確認できませんでした。その後、西台クリニックでもPET検査を行いましたが、やはりガンは消失していました。

ガンが縮小すれば手術する予定だったので、Yさんは内視鏡検査を受けましたが、そこでもガンは発見されませんでした。主治医のもとでは定期的に検査しながら経過を見ることになり、私もまだ半年は食事療法を続けるように指導しました。徹底した食事療法を継続すれば治癒状態を維持できるので、もうしばらくがんばっていただきたいと思っています。

抗ガン剤と食事療法の併用で悪性リンパ腫が消えた！

最後に紹介するのは、悪性リンパ腫の症例です。私の高校の同級生ということもあり、実名での掲載を許可していただきました。

吉田賢さん（66歳）は2008年に肺ガンが見つかりました。腫瘍が小さかったため、手術で切除することができました。手術から2年半後の2010年6月に激しい腹痛があり、内科を受診しましたが、近所の内科の治療では改善しませんでした。そこで吉田さんは私のことを思い出し、私が週1回外来を担当している埼玉県さいたま市の三愛病院に来院しました。

検査したところ、小腸から大腸への移行部と腰の右側を走っている動脈の近くにリンパ節転移が認められました。統計上、肺ガンからの腸転移は少ないものの、その可能性も否定できません。また、転移ではない原発性（原因がその臓器自体にあるもの）の大腸ガン

（図表５-１）　悪性リンパ腫が食事療法との併用で完全消失

食事療法前（2010年1月18日）　　食事療法後（2010年7月28日）

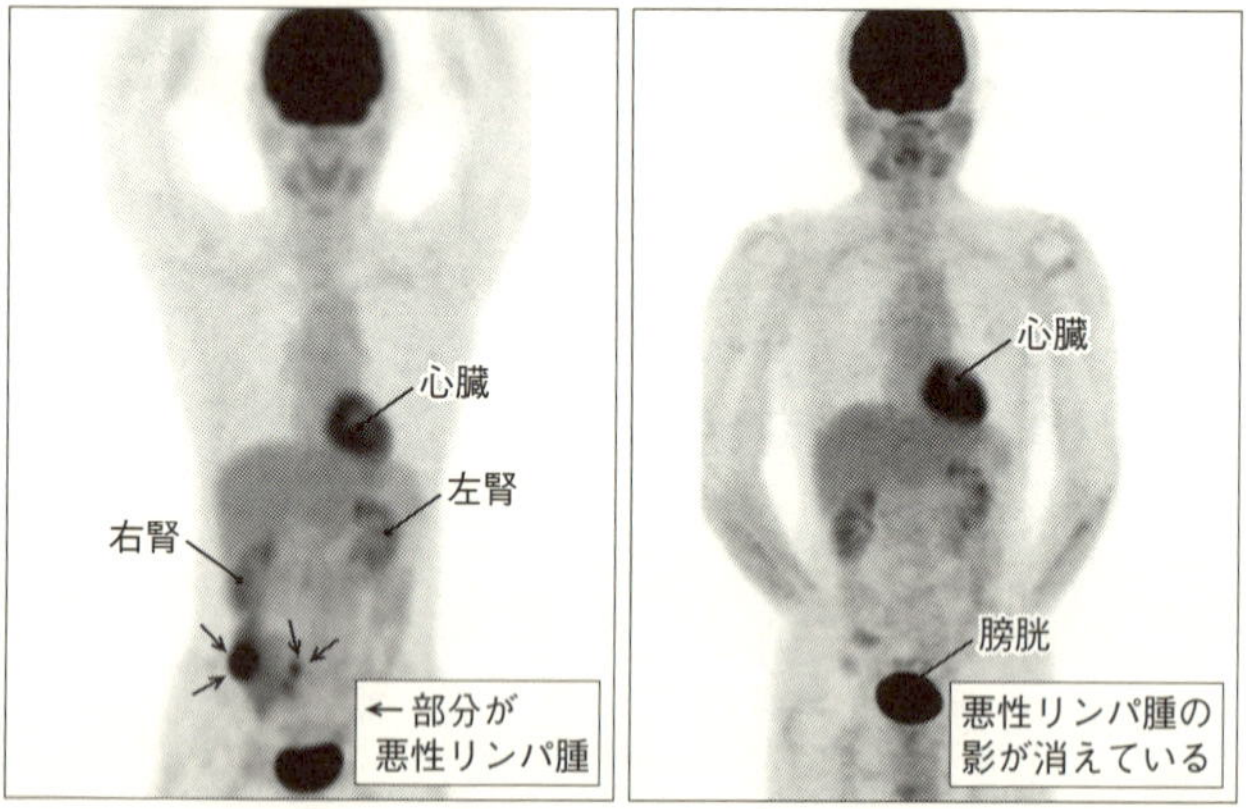

も疑われるので、肺ガンの手術を受けた国立病院に再検査を依頼しました。

その結果、大腸原発の悪性リンパ腫とわかりました。悪性リンパ腫は、血液のガンの一種です。いくつか種類があり、それが確定できないと手術方針も決定できません。吉田さんの場合は、びまん性大細胞型Ｂ細胞リンパ腫ということがわかりました。

Ｂ細胞リンパ腫にはリツキサンという特効薬があります。それに加えて、４種類の抗ガン剤を併用するＣＨＯＰ療法を行いました。それとともに、徹底的な食事療法を行うように指導しました。

吉田さんは朝は手作り野菜・果物ジュースを６００～７００ミリリットル飲み、玄米と野菜をたっぷり摂りました。外食になる昼はキノコそばなどを食べ、夕食は玄米に野菜、魚料理など７～８品、会社でも市販の果物ジュースや野菜ジュースを飲んでいました。

抗ガン剤は３週間おきに６クール行いました。脱毛や不眠、便秘・下痢、白血球数の減少といった副作用が出ました。しかし、治療を中断せざるをえないほどの副作用はありませんでした。

２０１１年１月、国立病院でＰＥＴ検査を受けたところ、リンパ腫の病巣が完全に消失していることが確認でき、主治医から「寛解《かんかい》」と診断されました。その朗報を聞き、私も同級生の生還を喜びました。

寛解とは、ガンが見かけ上、なくなったという意味で、完治とは区別されます。悪性リンパ腫は、通常３～４割の患者さんに再発が見られますが、それを防ぐために、食事療法を続ける必要があります。吉田さんもそのことはよく理解しており、今もしっかり食事療法を続けています。

第6章

専門医も実践する、ガン予防のための生活習慣

ガンが心配なすべての人に……

長寿の医者たちに共通する生活習慣

私の修業時代の恩師である中山恒明先生は、私によくこんなことをいっておられました。「済陽君、医者が病気を治すなんていう大それた考え方はいけない。医者の仕事は患者さんの治癒力を手助けしてあげることなんだ」

この言葉は、私の医者としての原点であり、ガンの食事療法を研究するきっかけにもなりました。また、中山先生は「外科医は自分が健康を維持できなければ、患者さんを助けることはできない」ともいっておられました。

確かに外科医は健康で体力がないと務まりません。体力がなければ5時間も立ちっぱなしで手術を続けることはできません。

5時間というのは、新幹線で東京から博多まで立ちっぱなしで移動するようなもので、大変な重労働です。複雑な手術になると、一瞬でも気をゆるめることができません。体調が悪ければ、集中力も低下します。中山先生はそのために食べ物をとても大切にしていました。

先生は緑茶が大好きで、１日に何杯も飲んでおられました。第４章で述べましたが、緑茶は感染症の予防効果があり、ガンの予防にも役立ちます。

そして中山先生は、自宅で無農薬で栽培した大根やキュウリ、ジャガイモなどの野菜や果物を毎日食べ、夜８時には就寝するという生活を続けていました。中山先生は先年94歳で亡くなりましたが、先生の長寿の秘訣の一つが、こうした生活習慣にあったことは間違いないでしょう。

また、私が尊敬する東京女子医科大学名誉教授で、日本女医会の会長も務めた三神美和先生は、90歳まで週１回、女子医大で診察されていました。三神先生は１０６歳で亡くなられましたが、現場を退いたあとに一度お会いし、健康の秘訣をうかがったことがあります。その時点で99歳でしたが、とてもお元気だったからです。先生の元気の元は、やはり食生活にありました。

三神先生の毎日の朝食は、大根、ニンジン、ヤマイモ、キュウリ、レンコン、セロリ、タマネギ、リンゴなどの野菜や果物をすりおろしたものだけを召し上がっているとのことでした。昼食はそばかパンを少し食べ、夕食は普通に食べるということでした。

２人の先生に共通していたのは、やはり野菜や果物を毎日食べるということでした。「医者の不養生」という言葉がありますが、そんな医者に生活習慣を改善しろといわれても、誰も耳を傾けないでしょう。逆に先生たちのように、長寿をまっとうした医者が実践していた生活習慣は説得力があるものです。

私自身は、ゆるやかな8原則を実践

では、私自身はどうしているかというと、毎朝5時に起床して、緑茶を2~3杯飲みながら新聞を読みます。朝食は7時頃で、グレープフルーツとリンゴとレモンを搾り、大さじ2杯のハチミツを入れた500ミリリットルのジュースを作り、大根の葉、小松菜、ホウレンソウ、キャベツ、レタス、セロリ、パセリなどの緑の野菜ジュースを100ミリリットル加えて飲んでいます。

生ジュースを飲んだあとの食事は、玄米、納豆、みそ汁が基本で、みそ汁の具はシジミ、アサリなどの貝類、ナメコ、シメジなどのキノコ類、ワカメや豆腐などです。副菜はタマネギのスライスやキャベツなどの野菜炒めと目玉焼き、湯飲み茶碗1杯分の大根おろしなどです。もちろん減塩も徹底しており、わが家のしゅう油さしには減塩しょう油に同量の酢を混ぜたものが入っています。

昼食はリンゴとカスピ海ヨーグルト５００ミリリットルのみです。それではお腹が空くので、３時頃にバナナやオレンジ、マンゴーなどの果物やアーモンドなどのナッツ類を食べます。

夕食は晩酌をしながら食べます。私はお酒が好きなので、ほぼ毎日飲んでいます。つまみは魚介類、野菜の浅漬け、枝豆、ナッツ類などで、肉料理は週１回程度です。夜は食事の制限を比較的ゆるやかにしています。そして夜９時すぎには就寝するようにしています。

塩分を控えて、野菜や果物をたくさん摂ることは外科医にとって非常に大事なことです。野菜や果物にはカリウムが豊富で、細胞内のナトリウムとカリウムのバランスを整えて、クエン酸回路を正常に働かせます。塩分を控えてカリウムを摂取することは、ガンの予防だけでなく、老眼や白内障を予防する効果もあります。

実は私は、このことを経験的に知っていました。というのは、外科医にとって視力の良し悪しは生命線になるからです。

目が悪くなれば、細い血管などが見えづらくなりますし、メガネをかければ手術スタッフにメガネを拭いてもらうなどのわずらわしさがつきまといます。そこで始めたのが、塩分（ナトリウム）を控えてカリウムを摂取することでした。白内障の人の角膜は、カリウムとナトリウムのバランスに異常が生じています。つまり、塩分を減らし、カリウムを摂る食生活は白内障の予防になるのです。そのお手本となったのは、恩師中山先生の盟友、東北大学名誉教授の槇哲夫先生でした。

槇先生は96歳で天寿をまっとうされましたが、先生の昼食は50年間、リンゴと牛乳だけでした。そこで私もまねてみたのですが、お腹がゴロゴロすることがありました。これは私の体質が、牛乳の乳糖を分解するラクターゼという酵素を持っていない「乳糖不耐症」だったためと思われます。そこで牛乳の代わりにヨーグルトに替えてみたところ、お腹がゴロゴロしなくなりました。

この昼食を続けた結果、私の視力は裸眼で両眼とも1・0。老眼もなく、メガネなしで新聞を読むことができます。

ガン予防のためのポイント

私の食事の基本も、済陽式食事療法の8つの原則をゆるやかにしたものです。この方法は、当然のことながら、ガンの予防にも効果があります。治療のための食事療法ほど厳しい制限がないので、誰でも実践できます。肉食が多く、野菜が少ない食生活の人は、体がガン体質に傾いている可能性があります。ガンの予防のために、ぜひ今日から始めていただきたいと思います。以下は、ガン予防のための8つ原則のポイントです。

①塩分は1日5グラム以下にする
②四足歩行動物の肉は週2回程度にする
③野菜・果物ジュース300～600ミリリットルを毎朝飲み、1日350グラム以上の野菜食べる
④週に1～2回は玄米か胚芽米にする。豆腐や納豆、イモ類を積極的に摂る
⑤海藻、キノコ類を積極的に摂り、ヨーグルトは1日300グラムを摂る
⑥ハチミツを1日大さじ2杯、レモンを2個摂る
⑦油はオリーブ油、ゴマ油、ナタネ油にして、揚げ物は月1～2回までにする
⑧飲み水は自然水にする

塩分を減らすには薄味にするだけでは十分ではありません。塩分の多い加工食品を控えることも大切です。カマボコやハンペンなどの練り製品、ハム、ソーセージなどは塩分がかなり多いので、できるだけ避けます。「減塩」を売りにした加工食品もありますが、どれくらいの塩分が含まれているか、ラベル表示を確かめてから購入しましょう。また、しょう油は、減塩しょう油を同量の酢やレモン汁で割ったものを利用します。

牛、豚、馬、羊などの肉は多くても週2回にし、それ以外の日は鶏肉のささ身や胸肉、白身魚や青魚、サケ、イカ、タコなどでたんぱく質を摂ります。マグロやカツオなどの赤身魚は酸化しやすいので少なめにし、卵は良質のものを1日1個食べます。

野菜・果物ジュースは手作りが理想ですが、予防のためなら市販の100％野菜ジュースでもかまいません。それ以外に食べる野菜の目安は350～500グラム、果物も多めに摂るようにしてください。

白米を食べている人も、週1回か2回は玄米か胚芽米にします。玄米や胚芽米を毎日食べられる人は、それを続けます。パンやパスタ類は全粒粉の小麦から作られたものを取り入れるとよいでしょう。

ヨーグルトは砂糖が入っていないプレーンヨーグルトを選びます。多く摂れる人は、5

００グラム摂ってください。豆腐や納豆、豆乳などの大豆加工食品、ゆでたジャガイモは塩をつけなくてもおいしく食べられるので、おやつがわりになります。

⑥〜⑧は書いてある通りです。揚げ物は油の摂りすぎになるので減らします。ここに挙げた「８つの原則」は、ガンの予防のための最低ラインです。まずはここから始め、余裕のある人はジュースやヨーグルトの量を増やすようにするとよいでしょう。

毎日飲みたい基本のジュース

朝、野菜や果物をジュースにして飲むのは、たくさんの量を一度に摂れるからです。もちろん、そのまま食べてもよいのですが、生で食べることに意味がありますから、サラダにして食べなければなりません。加熱調理すると、ビタミンや酵素の活性が失われてしまうからです。それだけの野菜や果物を毎朝食べるのはなかなか大変です。そこでジュースにして飲むことをすすめているのです。

野菜・果物ジュースは、必ずこの野菜と果物をどれくらい入れなければならないという決まりはありません。旬の野菜や果物を中心に、いろんな種類のものを組み合わせてジュースにするのが基本です。
私がすすめているのは、リンゴ½個、グレープフルーツ1個、レモン1個をベースにして、それに季節の野菜を加えたジュースです。一例として、ニンジンとキャベツを使ったレシピを載せておきます。

【材料】
ベースのジュース（リンゴ½個、グレープフルーツ1個、レモン1個）＋ニンジン½本、キャベツの葉2枚

【作り方】
①リンゴはよく洗って、皮ごとクシ形に切り、芯を取る。グレープフルーツは皮をむき、クシ形に切って種を取り除く。レモンも同様にする。
②ニンジンとキャベツもよく洗い、水気を切り、ジューサーに入る大きさに切る。
③①と②の材料を順次ジューサーに入れて搾ればできあがり。

ニンジンとキャベツの代わりにブロッコリー、キュウリ、赤ピーマン、ニガウリ、小松菜、セロリといった野菜にすれば味の変化が楽しめます。なお、野菜・果物ジュースは、作り置きしないで搾りたてを飲むようにしてください。時間がたつと酸化してしまうからです。使う野菜や果物も、できれば無農薬か低農薬で栽培されたものを使ってください。

最低、週に1回は摂りたい食品

玄米は表皮が硬いので、昔は圧力鍋がないと炊くことができませんでした。しかし、最近の電気炊飯器には玄米炊きモードがついているものが多くなりました。これなら白米と同じように、スイッチを入れるだけで玄米が炊けます。少し前までは玄米を食べる人というと、ストイックな自然食愛好家というイメージがありましたが、今は健康のために週1回くらいは玄米を食べる人が増えてきました。

玄米を炊くときの注意点としては、前の晩から水に浸けておくことです。これは圧力鍋で炊くときも電気炊飯器で炊くときも同じです。玄米は白米より水が浸透しにくいのですが、一晩水に浸けることによって、ふっくらと軟らかい炊き上がりになります。

また、玄米を少し発芽させた「発芽玄米」もおすすめです。これは玄米を少し発芽させることによって栄養価を高めたもので、スーパーなどでも売っています。発芽玄米は、白米に1～2割混ぜて炊くようにします。

また、似たような商品に、黒米や赤米、押し麦、アワ、キビ、ヒエなどの雑穀をブレンドした「五穀米」や「十穀米」などがあります。これも白米に1～2割混ぜて炊きますが、こうしたものなら毎日続けられるかもしれません。より白米に近い食感を好むのであれば胚芽米にします。

パン食が多い人は、全粒粉パンや雑穀パン、ライ麦パンを選ぶようにします。最近はパンが自宅で焼けるホームベーカリーが人気ですが、全粒粉小麦やライ麦粉も売っていますし、レシピもありますので、そうしたパンを作って食べるようにします。

また、パスタやうどん、そばにも全粒粉のものがあります。いずれも精製していないので黒っぽい色をしていますが、胚芽やぬかの成分を豊富に含みます。このほか、トウモロコシや小麦、米、大麦等の穀物を加工したものに牛乳をかけて食べるシリアルにも全粒粉のものがあります。

ただし、牛乳は脂肪分が多いので、低脂肪乳や豆乳を用いるとよいでしょう。このようなものを食べることに慣れ、精製した白米や白パンばかり食べている生活から脱却するようにしてください。

タバコとお酒、頭のいい距離の取り方

本書で何度か紹介しているドール博士の研究によると、ガンの原因の約３割はタバコです。また、心臓病や肺疾患、気管支炎など、さまざまな病気のリスクを高めます。もはや禁煙は時代の流れで、ガンをはじめ、病気になりたくなかったら、タバコはやめるべきです。どうしてもやめられない人は、禁煙外来がありますす。保険も利くので、何度も禁煙に失敗している人は、受診してみるとよいでしょう。

では、お酒はどうでしょう。私自身もお酒を飲むので、ガンの予防のために禁酒しろとは強くいえません。しかし、飲みすぎは明らかに健康を害します。事実、アルコールは口腔ガン、咽頭ガン、喉頭ガン、食道ガン、乳ガン、肝臓ガンなどのリスク要因で、アルコール関連ガンと呼ばれています。

最近、アンチエイジング研究で人気の白澤卓二先生と対談する機会があり、白澤先生が

次のようなデータを話してくれました。

アメリカの心臓病の死亡率のデータで、アルコールを0～30グラム飲んでいる人の死亡率は、まったく飲まない人より低いというものです。しかし30～60グラム飲む人の死亡率はまた高くなります。

アルコール30グラムは、ビールだと600ミリリットルで大びん1本、ワインは270ミリリットルでグラス3杯、日本酒だと1合になります。また、乳ガンはビール1杯飲むだけで発ガンリスクが高まるというデータもあります。

さらに白澤先生のお話によると、アルコールを飲まない人のほうが脳の委縮が少ないというデータもあるということでした。つまり、お酒は認知症のリスクも高めるということです。

こうした事実を理解した上で、ここから先はご自分で判断してください。ちなみに、私はお酒を飲むなら焼酎、ウイスキー、ブランデーなどの蒸留酒をすすめています。蒸留酒は日本酒やワインなどの醸造酒に比べてアルコールが早く分解されるので、毒性物質のアセトアルデヒドが残りにくいからです。

しかし、いくら蒸留酒がよいからといっても、飲みすぎはいけません。ほどほどに楽しんでください。

何時間寝るのが理想か

食べ物以外の生活習慣では睡眠が大切です。睡眠を十分に取ることは、免疫力を高める基本条件です。寝不足のときに風邪を引いたり、下痢をしたりしやすいのは、免疫力が低下しているからです。

免疫の働きは自律神経と深い関わりがあります。自律神経には「交感神経」と「副交感神経」があります。昼間活動しているときは交感神経が優位になり、夜寝ているときは副交感神経が優位になります。いわば交感神経優位が活動モード、副交感神経優位が休息モードで、２つのモードを切り替えながら体はバランスを取っています。

一方、白血球の免疫細胞はおもに「顆粒球」と「リンパ球」に分けられます。顆粒球は病原菌などを処理し、リンパ球はウイルスやガン細胞を処理しますが、両者はどちらかが増えると、もう一方が減少する関係にあります。この免疫細胞の増減に関わっているのが自律神経です。

寝不足は十分な休息を取っていないので交感神経優位になり、顆粒球が増えます。顆粒球が増えると、ガン細胞を処理するリンパ球が減ります。また、顆粒球には炎症を起こす作用があるので、増えすぎると肌荒れ、吹き出物、胃腸炎などを引き起こします。こうした炎症も、ガンの原因にもなります。さらに顆粒球は細菌などを処理すると、ガンの原因になる活性酸素を放出します。

逆に体を休めて休息モードにすれば、副交感神経が優位になり、リンパ球が増えるので、将来ガンとなる異常な細胞が発生しても処理することができるのです。

免疫研究の第一人者である新潟大学大学院の安保徹教授は、リンパ球は夜間に増加し、昼間は減少すると報告しており、リンパ球が増える副交感神経優位の時間の睡眠の重要性を説いています。ところが最近は夜遅くまで起きている人が多くなりました。このような人は免疫が低下しやすく、ガンにもなりやすいのです。

また、別の理由からも、ガンの予防に睡眠は重要です。脳は眠っている間に体内で老廃物を回収したり、細胞の代謝を促す物質を分泌します。免疫と関わるメラトニンやセロトニンなどの物質や、傷ついた細胞を修復する成長ホルモンも分泌されます。つまり、眠ることによって、ガン細胞の発生を防ぐ体の働きが活性化するのです。

私はガンの患者さんには、少なくとも9時間の睡眠をすすめています。健康な人はそれほど長時間眠る必要はありませんが、7時間は確保してください。どうしても確保できない人は、短時間の昼寝で補うとよいでしょう。実際に眠ってしまわなくても、横になるだけでもよいのです。そのようにして、昼間少しでも体を休める習慣を作ってください。

腸内環境をよくするための工夫

便が毎日きれいに出ているかどうかも、ガンの予防にとって大事なことです。便秘は交感神経を優位にして、リンパ球を減らします。旅行したときなど便秘になった経験があると思います。これは旅の緊張で交感神経が優位になっているからです。ちなみに下痢が起こるときは副交感神経が優位になっています。しかし、下痢と便秘を繰り返したときは、まず解決しなければならないのは便秘です。

便秘の女性は肌荒れや吹き出物ができやすくなるといいます。睡眠のところでも述べましたが、これは交感神経が優位になることによって顆粒球が急増したためです。逆にリンパ球が減っていますから、ガンを処理する力が弱くなります。

さらに腸内に便を長くとどめておくことも、ガンのリスクを高めます。すでに述べたように、腸内では善玉菌と悪玉菌が勢力争いをしています。ウェルシュ菌や大腸菌などの悪玉菌は、腸内でたんぱく質を腐敗させ、硫化水素、アンモニア、アミン、インドール、スカトール、フェノール、一酸化炭素、メタンなどの有毒物質を作り出します。

これらの有毒物質は腸壁から吸収され、これを処理するために肝臓や腎臓に負担がかかります。それによって、ガンのリスクが高くなったり、老化の進行が速くなります。

また、アミンという物質からは、ヒスタミン、チラミン、ニトロソアミンなど、さらに強力な有毒物質が作られます。便秘していると、これらの有毒物質が長い時間、腸壁と接触している状態で、大腸ガンが発生しやすくなります。

そもそも便秘しやすいのは、腸内環境が悪玉菌優勢になっているからです。便が粘っこくなったり、臭《にお》いがひどくなったり、臭《くさ》いおならが出るのは、悪玉菌が優勢になっているサインです。これを改善し、善玉菌を優勢にするにはヨーグルトや食物繊維を豊富に含む玄米、野菜、果物、海藻、キノコなどを食べることです。これによって腸内環境が善玉菌優勢になってきます。

腸内環境がよくなると、バナナやサツマイモのような形のよい便が出ますし、臭いもあまりしません。腸内に善玉菌が増えてきた証拠で、免疫力も高くなっています。日本人の標準的な便の太さは2～3センチで、1日に130～180グラムの量を排泄《はいせつ》しています。だいたいバナナ1本半ぐらいの量です。

食物繊維をたくさん摂っている人ほど便の量は多くなり、腸を通過する時間も短くなります。バナナ2～3本くらいの便が出るようになれば、腸のコンディションは良好といえます。便秘がちの人は、このレベルを目指して腸内環境の改善に努めましょう。

ガンのリスクを下げる運動の仕方

高血圧や糖尿病など、生活習慣病の改善に運動療法は不可欠ですが、ガンの予防にとっても運動は大事です。運動には血液やリンパ液の流れをよくする効果があり、これがガンの予防に有効なのです。

心臓から送り出された血液は体のすみずみまで運ばれます。心臓は血液を勢いよく送り出すポンプのような働きをしていますが、末梢まで到達した血液を心臓に戻すにもポンプが必要です。そのポンプとは筋肉のことで、「マッスルポンプ」と呼ばれます。

とくに重要なのが、下半身の筋肉です。下肢《かし》の血液を重力に抗《あらが》って心臓にまで押し戻すには、ふくらはぎの筋肉の収縮運動が欠かせません。そのため、ふくらはぎは第2の心臓と呼ばれています。

このような下半身の筋肉の収縮運動の圧力によって、静脈の血液は上へ上へと運ばれていきます。それによって全身の血液の流れもよくなります。血液の流れがよくなればリンパ液の流れもスムーズになるので、リンパ液に含まれるリンパ球などの免疫細胞が活動しやすくなります。つまり、ガン細胞を見つけたらすばやく処理しやすくなるのです。

人間の筋肉は約70％が下半身の筋肉です。筋肉量は20歳代でピークを迎え、30～40歳からしだいに低下していきます。40歳代では20歳代の約80％、60歳代では約60％、70歳代では約半分にまで減少するといわれます。また、上半身と下半身の筋肉量を比べると、下半身は上半身よりも約1・5～2倍も低下のスピードが速いことがわかっています。

そこで下半身の筋肉を意識的に鍛える必要があります。日頃から下半身の筋肉を鍛えている人は、筋肉量がそれほど衰えていません。また、何歳になっても筋肉は鍛えることによって増やすことができます。下半身の筋肉量を増やすには、スクワットなどの筋トレ、いわゆる無酸素運動が有効です。

これに対して、肥満、高血圧、糖尿病、脂質異常症などは、ウォーキング（速歩き）や軽いジョギング、水泳などの有酸素運動が効果的です。酸素を取り込むことによって脂肪を燃やすことができるからです。しかし、歩いたり走ったりすることは、結果的に下肢の筋肉を鍛えることになります。エレベーターを使わずに階段を上る、階段はゆっくりでも2段ずつ上る、電車では座らない、1駅前で降りて歩く、といったちょっとした努力で下半身、とくにふくらはぎの筋肉は鍛えることができます。

ただし、激しい運動は活性酸素を増やし、ガンのリスクを高めます。今まであまり運動してこなかった人は、適度な運動にとどめましょう。

低体温を防ぐ入浴の知恵

ガンの予防のために毎日できる生活習慣の一つに入浴があります。入浴の目的は、体を清潔に保つだけでなく、運動と同様に全身の血液循環をよくする働きがあります。それによってリンパ液の流れもよくなり、リンパ球がガン細胞を攻撃しやすくなります。

最近の若い人は湯船にゆっくり浸かることなく、シャワーだけですませる傾向にあると聞きます。これは、ガン予防という観点からみると絶対によくありません。湯船に浸かれば体も温まります。

前に述べたように、平熱が36度以下の低体温の人は免疫力が低下し、ガンになりやすくなります。健康な人の平熱は36度台で、体温が1度下がると免疫力は30％も低くなります。しかも、現代人は低体温の人が増えていますが、ストレスが原因といわれていますが、こうした低体温の人は、お風呂で体をじっくり温めることを習慣にしてください。

朝でも夜でもかまいません。自分の生活のリズムに合わせて毎日1回は入浴し、体を温めて体温を上げるようにしてください。体を温めるには38～39度くらいのぬるめのお湯に10分以上浸かるとよいといわれています。体が熱くなってがまんできなくなってきたら、手や胸を出したり、水を含ませたタオルを頭に乗せたりします。

肩まで湯に浸からない半身浴もよいでしょう。とくに心臓が弱い人は半身浴がおすすめです。なお、じっくりお湯に浸かると、大量の汗をかきます。お風呂にペットボトルの自然水を持ち込み、水分補給をしながら入浴するようにしてください。

また、筋肉量が少ない人も低体温になりがちです。低体温を防ぐためにも、運動は大切なのです。よく歩くなどして、筋肉量の低下予防に努めましょう。

冬などは体が冷えやすく、免疫力も低下します。寒いところにいると風邪を引きやすいのはこのためです。腹巻きをしたり、マフラーで首を冷やさないことも大切です。マスク1枚でも衣服1枚分の保温効果があるといわれています。使い捨てカイロを使ってもよいでしょう。それぞれの工夫で保温の習慣を心がけてください。

副交感神経を優位にする深呼吸の習慣

ストレスは交感神経を優位にし、リンパ球を減らして免疫力を低下させます。ガン患者の場合、死の恐怖という精神的なストレスが避けられません。このストレスをうまくコントロールしないと、ガンに打ち勝てないともいわれます。

現代人は多かれ少なかれ精神的なストレスにさらされていますが、これを落ち着かせ、精神を安定に導くことができる方法があります。それは深呼吸をすることです。

自律神経というのは、心臓の鼓動や血液循環、体温の調整、消化活動など、私たちの意思と関係なく働く臓器などの活動を調整しています。呼吸もそうした活動の一つです。確かに私たちは意識しなくても呼吸することができます。しかし、呼吸は自分の意思でコントロールすることもできます。意識的に深くゆったりした呼吸を心がけると、自律神経が副交感神経優位に切り替わり、免疫力が高まってきます。

深呼吸はいろんなやり方がありますが、私は次のようなやり方をすすめています。立っていても座っていてもかまいませんが、まず背筋を真っすぐに伸ばして、体の力を抜きます。口を軽く開けて、ゆっくりと息を吐きます。肺の中の空気をすべて吐き切るようなイメージで吐いてください。

次に、お腹をふくらませながら、鼻から息を吸います。吐くときのように、ゆっくり吸わなくても大丈夫です。吸うときは普通で、吐くときはゆっくりがコツです。これを何度か繰り返していると、「体の中に酸素がたくさん入ってきた」という情報が自律神経に伝わります。それによって副交感神経が優位になり、ストレスが解消されてリラックスできるようになります。

交感神経優位の状態が長時間続くことは、ガンだけでなく、あらゆる病気の原因になります。強いストレスを受けるなど交感神経優位が続いているときこそ、意識して深呼吸するようにしてください。

悲しみや苦しみは人生にはつきものですが、それらも精神的なストレスですから、いつまでも引きずらないことが大切です。仕事でがんばりすぎるのもストレスになります。仕事で緊張が続いたら、深呼吸するなどして休息を心がけるようにしましょう。

深呼吸と同じように、ガン予防のために取り入れてほしい習慣に、瞑想があります。座ったまま軽く目を閉じ、自分の内面へ意識を集中させます。本格的にやる必要はありません。できるだけ頭の中を真っ白にするようなイメージで行います。夜寝る前に5〜10分行うと精神が安定し、副交感神経を優位にすることができます。

高血圧から花粉症、不眠まで改善した副次効果も

済陽式食事療法は、ガンの食事療法として考案したものですが、それ以外の病気にも効果があります。というのは、この食事療法を行っているガン患者さんたちのほかの病気まで改善するからです。

代表的な生活習慣病である高血圧や糖尿病、脂質異常症、メタボリック・シンドロームなどの改善例は、実に数多く見られます。これは考えてみれば当然のことで、減塩は高血圧に効果がありますし、動物性たんぱく質・脂質の制限は、悪玉コレステロールや中性脂

肪を減らし、脂質異常症に有効です。多量の野菜の摂取や玄米など未精製穀物は血糖値の上昇をゆるやかにするので、糖尿病の改善に効果的です。済陽式食事療法ですすめている食材は高カロリーのものが少ないので、肥満の人は減量でき、メタボリック・シンドロームにもよいのです。

これ以外にも、狭心症、関節リウマチの改善例があります。また、ガンと関わりなく済陽式食事療法をすすめた人で、腸の難治性疾患である潰瘍性大腸炎とクローン病の著効例が、合わせて3例ほどあります。

関節リウマチ、潰瘍性大腸炎、クローン病は、いずれも自己免疫疾患の一種で、免疫が制御できなくなることが原因です。ガンや感染症は免疫力が低下することによって発病しますが、自己免疫疾患は免疫が暴走し、コントロール不能になった状態だと考えるとわかりやすいでしょう。

済陽式食事療法を続けていると、免疫システムそのものが正常化されるのだと思われます。花粉症も免疫の異常によって起こりますが、済陽式食事療法で花粉症がよくなったという声も数多く寄せられています。

また、歯周病が治ったという患者さんもいました。この患者さんは、ガンの闘病生活が始まる前から歯がぐらついていて、歯科で抜く予定になっていました。ところが、ガンの食事療法を続けているうちに、歯のぐらつきがなくなり、抜かずにすんだというのです。済陽式食事療法が歯がぐらつくほどの歯周病に効果があるのか、この例だけではわかりませんが、きわめて興味深いケースです。

また、頭痛に効果があったという声は比較的よく聞かれます。ガンのご主人とともに済陽式食事療法を続けていた奥様は、体重が6キロ減って、それとともに長年悩まされていた偏頭痛がなくなったそうです。

済陽式食事療法を考案するために参考にしたゲルソン療法は、創始者のマックス・ゲルソンが持病の偏頭痛を食事療法で治したことがきっかけになっています。したがって、偏頭痛が治るのも自然な流れといえるかもしれません。

水虫が治った人も何人かいますが、これは私自身も経験しています。水虫は白癬菌《はくせんきん》に感染して起こる皮膚病ですが、爪に感染すると爪白癬《つめはくせん》と呼ばれます。私は以前、仕事中に指につけていたゴムサックが原因で、しつこい手の爪白癬になってしまいました。皮膚科で薬を処方してもらいましたが、なかなか治りませんでした。ところが、今の食事療法を始めると、2カ月半できれいに治ってしまいました。

このように済陽式食事療法は、ガンのみならず、あらゆる病気の予防という点で、どんな人にもすすめられます。病気ではないが体調がすぐれない、という人にも効果があります。実際、済陽式食事療法を続けている人からは、体が軽くなったとか、よく眠れるようになった、女性であれば美肌になった、という人もたくさんいます。

元気で長生きするためのキーワードは「代謝」と「予防」

21世紀に入り、もはや手術や薬だけに頼る治療は限界にきていると私は思っています。19世紀後半、ルイ・パスツールが微生物と病気の関係を明らかにして以来、病気の原因は細菌やウイルスで、その撲滅が病気の治癒に直結しているという考え方から近代医学は発展してきました。これを私は「パスツール医学」と呼んでいます。

パスツール医学は1850年代から150年近く、近現代医療の主流になっていました。その間、多くの抗生物質が開発され、多くの患者さんが救われてきました。これらは、いわば外からの原因を消し去る治療です。

ところが、20世紀の終盤に入ると、薬では治すことができない難病が残ってしまいました。代表的なものでは、リウマチなどの自己免疫疾患やアルツハイマー病などがあります。また、糖尿病、高血圧、脂質異常症といった生活習慣病も薬だけでは治すことができません。ガンについては、薬（抗ガン剤）のほかに、手術や放射線という治療法がありますが、ガンで亡くなる人は増え続けています。

これらの病気は、原因が体の外側にあるのではなく、内側にあります。すなわち、生命活動そのものである「代謝」という内側の視点を入れないと解決することができません。それが21世紀の医療になると私は考えます。

私のこれまでの研究で、ガンの原因のほとんどは代謝異常で、それによって起こる免疫力の低下がもたらす生活習慣病だということが明らかになりました。したがって、これからの時代は治療よりも予防が大事で、医療も予防医学を推進することが重要になってくると思います。

済陽式食事療法は、ガンの治癒率を高めましたが、進行ガンや晩期ガンではどうしても限界があります。すべての人を救うことはできないのです。ガンで死なないためには、やはり予防することが一番です。これまで述べてきたように、ガンは「ガン体質」を内側から変えていくことで、予防できるのです。

日本は世界でも有数の長寿国となりましたが、40代、50代くらいの年代で、若くして病気で亡くなる原因のほとんどはガンです。また、高齢になるにしたがって、ガンは増えていきます。ガンにならず、天寿をまっとうしたいなら、ガンを予防することは必須条件です。

平成23年、日本人の死亡原因は、これまでの3位と4位が入れ替わり、ガン、心疾患（心筋梗塞）、肺炎、脳血管疾患（脳卒中）の順番になりました。かつて日本人の死因のトップだった脳卒中は、減塩などの予防によってここまで減らすことができたのです。

済陽式食事療法は減塩食ですから、もちろん脳卒中の予防にも効果があります。また、済陽式食事療法は動物性脂質を制限しているので、2位の心筋梗塞の予防にもなります。さらに高齢者に多い3位の肺炎は感染症ですが、免疫力の低い人ほど死亡率が高くなります。これに対して済陽式食事療法は免疫力を高めるので、肺炎の予防にもなるでしょう。

健康で長生きしたいと願っている人は、今日から「8つの原則」を取り入れた食事を始めてください。

おわりに――読み終わった今日からまず、してほしいこと

人の体は食べたものが代謝されることによって活動しています。「You are what you eat＝あなたの体はあなたが食べたものでできている」といわれますが、まさにその通りで、必要な栄養を摂らなければ生きていくことができません。また、体に有害な物質を取り込めば正常な代謝が行われなくなります。

では今、私たちが食べている食品が安全かというと、私は大いに疑問に思っています。野菜や果物は農薬で汚染されており、練り物やレトルト食品などの加工食品は保存料や合成添加物にまみれています。今や若い人だけでなく、中高年も利用するようになったコンビニのお弁当にも保存料や添加物が含まれています。

こうしたものを毎日食べているうちに、代謝のバランスは少しずつ崩れていきます。ま

た、免疫力も低下します。

このような現代人の食生活は、知らず知らずのうちに体を「ガン体質」に傾けます。この体質を正しい方向に引き戻すには、食事を変えることから始めなければなりません。

食べ物は毒にもなり、薬にもなります。医学の祖といわれるギリシャのヒポクラテスは、こんな言葉を残しています。

「あなたの食べ物を薬とせよ」

2500年も前の言葉ですが、現代でも変わらない真理です。

人類の歴史は、いかに食べ物を手に入れるかに心血を注いできました。作物が育たなければ飢え死にすることもありました。農耕や畜産はこうして進歩してきました。

しかし、現代の日本は、お金さえあれば簡単に食べ物が手に入る時代です。その手軽さからか、私たちは食べ物の中身に無関心になったばかりか、手に入るだけ食べるようになりました。

食べたいものを好きなだけ食べれば、たちまち肥満します。それによって、糖尿病や高血圧といった生活習慣病が激増しています。

生活習慣病は薬だけでは治りません。食事などの生活習慣を改めない限り改善できないのです。

ガンもまた生活習慣病です。本書で「ガンの予防」に目覚めた方は、今日から、ガンにならない生活習慣を始められることを望みます。

済陽高穂

青春新書
INTELLIGENCE

こころ涌き立つ「知」の冒険

いまを生きる

"青春新書"は昭和三一年に――若い日に常にあなたの心の友として、その糧となり実になる多様な知恵が、生きる指標として勇気と力になり、すぐに役立つ――をモットーに創刊された。

そして昭和三八年、新しい時代の気運の中で、新書"プレイブックス"にその役目のバトンを渡した。「人生を自由自在に活動《プレイ》する」のキャッチコピーのもと――すべてのうっ積を吹きとばし、自由闊達な活動力を培養し、勇気と自信を生み出す最も楽しいシリーズ――となった。

いまや、私たちはバブル経済崩壊後の混沌とした価値観のただ中にいる。その価値観は常に未曾有の変貌を見せ、社会は少子高齢化し、地球規模の環境問題等は解決の兆しを見せない。私たちはあらゆる不安と懐疑に対峙している。

本シリーズ"青春新書インテリジェンス"はまさに、この時代の欲求によってプレイブックスから分化・刊行された。それは即ち、「心の中に自らの青春の輝きを失わない旺盛な知力、活力への欲求」に他ならない。応えるべきキャッチコピーは「こころ涌き立つ"知"の冒険」である。

予測のつかない時代にあって、一人ひとりの足元を照らし出すシリーズでありたいと願う。青春出版社は本年創業五〇周年を迎えた。これはひとえに長年に亘る多くの読者の熱いご支持の賜物である。社員一同深く感謝し、より一層世の中に希望と勇気の明るい光を放つ書籍を出版すべく、鋭意志すものである。

平成一七年　　　　刊行者　小澤源太郎

著者紹介

済陽高穂〈わたよう　たかほ〉

1945年宮崎県生まれ。西台クリニック院長。医学博士。千葉大学医学部卒業後、東京女子医科大学消化器病センターに入局。米国テキサス大学外科教室に留学し、消化管ホルモンについて研究。帰国後、東京女子医科大学助教授、都立荏原病院外科部長、都立大塚病院副院長を経て、2008年11月より現職。
世界のガン食事療法の研究と、消化器外科医として5000人を超えるガン患者の臨床経験をもとに、済陽式食事療法を確立、ガン治療に大きな効果を発揮している。
おもな著書に『今あるガンが消えていく食事』(マキノ出版)ほか多数。

ガンになる食《た》べ方《かた》
消《き》えていく食《た》べ方《かた》

青春新書
INTELLIGENCE

2012年10月15日　第1刷

著　者　済《わた》陽《よう》高《たか》穂《ほ》

発行者　小澤源太郎

責任編集　株式会社プライム涌光
電話　編集部　03(3203)2850

発行所　東京都新宿区若松町12番1号 〒162-0056　株式会社青春出版社
電話　営業部　03(3207)1916　振替番号　00190-7-98602

印刷・中央精版印刷　製本・ナショナル製本

ISBN978-4-413-04374-8
©Takaho Watayou 2012 Printed in Japan

本書の内容の一部あるいは全部を無断で複写(コピー)することは著作権法上認められている場合を除き、禁じられています。

万一、落丁、乱丁がありました節は、お取りかえします。

こころ涌き立つ「知」の冒険!

青春新書
INTELLIGENCE

PI·361	数学者も驚いた、人間の知恵と宇宙観 一週間はなぜ7日になったのか	柳谷 晃
PI·362	図説 地図とあらすじでわかる! 日本書紀と古代天皇	瀧音能之〔監修〕
PI·363	この一冊で iPS細胞が全部わかる	石浦章一〔監修〕 金子隆一〔著〕 新海裕美子〔著〕
PI·364	図説 浄土真宗の教えがわかる! 親鸞と教行信証	加藤智見
PI·365	走りこむだけでは、「長く」「速く」走れません やってはいけないランニング	鈴木清和
PI·366	孔子が伝えたかった本当の教え 心を元気にする論語	樫野紀元
PI·367	図説 地図とあらすじでわかる! 最澄と比叡山	池田宗讓〔監修〕
PI·368	薬がいらない体になる食べ方	溝口 徹
PI·369	プロ野球 勝ち続ける意識改革	辻 発彦
PI·370	図説 江戸の暮らしを支えた先人の知恵! 日本の暦と和算	中村 士〔監修〕
PI·371	発達障害の 子どもが変わる食事	ジュリー・マシューズ〔著〕 大森隆史〔監修〕 小澤理絵〔訳〕
PI·372	日々を味わう贅沢 吉本隆明の下町の愉しみ	吉本隆明
PI·373	戦国武将の謎に迫る! 諏訪大社と武田信玄	武光 誠
PI·374	ガンになる食べ方 消えていく食べ方	済陽高穂
PI·375	日本人は なぜそうしてしまうのか	新谷尚紀
PI·376	「つながりたい」という病 絆ストレス	香山リカ

※以下続刊

お願い ページわりの関係からここでは一部の既刊本しか掲載してありません。
折り込みの出版案内もご参考にご覧ください。